中医师承学堂

帕金森病中医名家医论医案

主编　雒晓东

U0307900

全国百佳图书出版单位
中国中医药出版社
·北京·

图书在版编目（CIP）数据

帕金森病中医名家医论医案 / 雒晓东主编 .—北京 : 中国中医药
出版社，2014.1（2023.6重印）
（中医师承学堂）
ISBN 978-7-5132-1696-8

Ⅰ . ①帕⋯　Ⅱ . ①雒⋯　Ⅲ . ①帕金森综合征－中医治疗法
Ⅳ . ① R277.725

中国版本图书馆 CIP 数据核字（2013）第 259389 号

中国中医药出版社出版

北京经济技术开发区科创十三街 31 号院二区 8 号楼
邮政编码　100176
传真　010-64405721
三河市同力彩印有限公司印刷
各地新华书店经销

开本 710×1000　1/16　印张 13　字数 182 千字
2014 年 1 月第 1 版　2023 年 6 月第 4 次印刷
书号　ISBN 978-7-5132-1696-8

定价　39.00 元
网址　www.cptcm.com

服 务 热 线　010-64405510
购 书 热 线　010-89535836
维 权 打 假　010-64405753

微信服务号　zgzyycbs
微商城网址　https://kdt.im/LIdUGr
官 方 微 博　http://e.weibo.com/cptcm
天猫旗舰店网址　https://zgzyycbs.tmall.com

如有印装质量问题请与本社出版部联系（010-64405510）
版权专有　侵权必究

《帕金森病中医名家医论医案》
编 委 会

主　编　雒晓东

副主编　刘　梅　　连新福　　苏巧珍　　郑春叶

编　委　孙玉芝　　叶譞斐　　赵贝贝　　赵彩燕

　　　　　　李　哲　　许山山　　范玉珍

内容提要

　　广东省中医院帕金森病专科从事帕金森病的中西医临床和实验研究近20年，参加了中医药治疗帕金森病方面的国家"十五""十一五"攻关项目，系统总结了2000多年以来的帕金森病相关中医药文献。我们在进行帕金森病中医药治疗系统研究的过程中，全面收集了帕金森病现代中医药临床治疗的医论医案，从中选择了有代表性的中医名家辨治帕金森病的医论医案进行整理出版，希望本书可以为广大中医药临床工作者在辨治帕金森病时提供借鉴和帮助。

　　本书可供临床医生、各中医院校学生及从事帕金森病研究的相关人员阅读使用。

作者简介

雒晓东，广东省中医院主任医师，博士生导师，脑病科主任，国家优秀中医临床人才。中华中医药学会中医脑病专业委员会常委，广东省中医药学会脑病专业委员会及中西医结合神经科专业委员会常委。从事脑病的中西医临床、教学及科研工作30余年，曾在日本德岛大学医学部神经内科研修1年，从事帕金森病、扭转痉挛等椎体外系疾病的临床和科研工作。发表论文40多篇，出版专著5部。主持省级以上课题10多项，主持的"中药头痛灵的临床和实验研究"获省级科技进步二等奖，帕金森病中医药治疗方面的研究获国家科技进步二等奖。临证精于以六经辨治外感和内科杂病，主要从事神经内科的中西医结合诊治，如颤证、中风、眩晕、头痛、痴呆、癫痫、失眠、郁证等；尤其擅长帕金森病的中西医诊治。

写在前面的话

帕金森病属疑难病证，其临床诊断准确率一般在 70%～80%。目前的中西内外一切手段尚不能治愈，也无证据证明可以完全控制其病情发展。但是专业医生的治疗和康复训练可以明显改善患者的运动症状、非运动症状和生存质量是确定无疑的。

我们从事帕金森病的临床研究已 10 余年，开设了帕金森病专科门诊和病房，每年诊治 2000 例以上的帕金森病患者。我们查阅了上万本中医古籍文献，编写了帕金森病相关古代文献辑要，又对中华人民共和国成立后帕金森病的相关中医临床文献进行了总结，结合相关名老中医经验，形成了帕金森病中西医结合标准化诊疗方案和帕金森病中西医临床路径，并且将砭石、头针、中药静脉制剂和中药汤剂结合使用，配合护理和康复方案，经国际公认的 UPDRS 帕金森病综合量表评测其总有效率已达到 80% 以上。目前有两点初步体会，一是早期帕金森病可以纯中医治疗，中晚期帕金森病的治疗要坚持中西医结合的原则才能有较好疗效；二是治疗帕金森病非运动症状中医药有较大优势。

我们将近年来帕金森病的中医医论医案编辑成册，以期为帕金森病的诊治提供借鉴。

广东省中医院帕金森病专科　雒晓东
2013 年 11 月 8 日

目 录

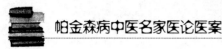

医　　论

王永炎

邹忆怀．王永炎教授治疗颤振病（帕金森病）经验探讨［J］．北京中医药大学学报，1996，19（4）：15-16.

　　颤振病病名始见于明代，楼英《医学纲目》曰："内经云，诸风掉眩，皆属于肝，掉即颤振之谓也。"本病以震颤、强直、运动减少为主症，病程绵延，逐渐加重，治疗较难，相似于现代难治病帕金森病。

　　导师王永炎教授长期从事中医脑病工作，对颤振病有比较全面、深入的研究。在继承前辈宝贵经验的基础上，形成了对本病发病、病因病机、辨证立法、选方用药等方面较为系统的认识，以此指导临床工作，取得了令人满意的疗效。王永炎教授治疗颤振病经验的特点，主要表现在以下几个方面。

1. 病机复杂，本虚标实，本虚为发病基础，病为难治

　　本病起病隐袭，病程较长，逐渐加重，难以逆转。长期的病变过程产生复杂的病理机制。或邪实为主，或本虚为重，多种"实邪"同时并存，相互作用，"正虚"涉及多脏腑功能的减退。正虚邪恋，实邪难去，正虚不易补，病难措手。但基本病机在肝肾不足，主病在肝在肾，可涉及脾、胃、心等脏腑。

　　由于年老之人，精气渐亏，脏气渐衰，如经云："年过四十，阴气自半"。肾主骨生髓，肝肾精亏，无以生髓，精亏髓减。或由外伤，外感毒邪，居处不利而致各种中毒等因素，直接伤及肝、肾、脑髓，致脑

髓受损，脑窍失明。《素问·灵兰秘典论》谓："肾者，作强之官，伎巧出焉。"伎巧不出，肢体运动不灵，行动迟缓。西医学中锥体外系病变的多种临床表现，如强直、运动减少、行动不稳等症状，以中医学观点分析，均有肾脏气衰精亏，伎巧不出的因素，与肾虚密切相关。脑有九宫，中为泥丸。颤振病病损及脑，伤在泥丸宫，仅以部位而言，病深难及，病重难治。因精血不足，脑髓不充，阴不制阳，阴虚阳动，阳动化风，虚风内动。脏腑之气衰减，气化不利，血运不畅，各种"实邪"内生。邪恋而不去，进而伤及肝肾，肝肾更亏，形成恶性循环，使病情逐渐加重，难以逆转。

病机的根本改变，在脏腑之气渐衰，病位在肝、肾、脑髓，涉及脾、胃、心。使病情加重的恶性循环的关键在"本虚"。患者在疾病的不同阶段可表现痰浊、火热、腑实等邪实症状，但均有不同程度的本虚之征。治疗均应攻补兼施，或邪实去后，以补为主。病情可有一定程度的缓解，但病根难去，病势难转，治疗有很大困难。

2. 死血顽痰，实邪难去，标实为发病依据

颤振病病人临床多见口角流涎、脘闷纳呆、或神情呆钝、舌苔白腻或黄腻，临床表现痰浊为患。

因脏腑气衰，水运不畅，痰浊内停，病程漫长，痰湿胶着，凝结不化。

痰为顽痰，胶着之痰，阻在脑窍经脉。脏腑气衰，运化无力，血行迟滞，瘀血内停。

颤振病病人多数见舌质紫暗，或见瘀点瘀斑，为瘀血内停之表现。瘀血久留不去而成死血，死血留滞新血难生，浊邪不化，运化难复。又兼老人脏腑之气渐衰，无力抗争，邪盛正亏，进而伤及肝肾，使本已衰弱的脏腑之气进一步耗损，正不胜邪，病情逐渐加重。

死血顽痰内停，阻滞脑窍、经隧，灵机不出，筋脉失养，而见震颤、强痉、拘急等症。死血、顽痰留滞，是老年颤证症状产生的直接原因。

瘀血之象明显，而一般活血化瘀之药难以奏效，所以选用破血逐瘀之品。随舌质、舌底脉络瘀象的逐渐减轻，临床症状也可有不同程度的好转。瘀血在颤振病病机中表现为死血、干血，夹顽痰、凝痰为患，是颤振病发病的重要因素。

3. 虚风触动，夹瘀夹痰，内风为发病动因

风性动荡，摇摆不宁。震颤、强直、拘疼为风邪内动之象，为虚风内动，为内风暗扇。肝血亏虚，肾精不足，阴不敛阳，阳无所制，肝阳上亢，虚风内动。

内风触动素有之死血顽痰，夹死血顽痰走窜四肢经脉。经脉不通，筋脉失养，而见肢体震颤，行走不利，强直拘急。虚风内动，扰逆窜动，影响气化、水运的正常进行，进一步加重瘀血内生，痰浊阻滞。瘀血阻脉，留滞不去，经气受阻，瘀血生风。风动愈烈，瘀阻痰凝愈深。内风、瘀血、痰浊互相作用，互相影响，使病情逐渐加重。

内风是颤振病病变过程贯穿始终的因素之一，且为震颤、强直发作的主要动因。颤振病病人中，邪实有以瘀血表现为重者，有以痰浊表现为重者，但无论何种情况，均应与"内风"并重。

颤振病有以震颤为主症者，也有以僵硬、少动为主症而不见震颤者，还有以震颤与僵硬、少动并存者。

内风旋动在本病病人表现为两种不同的方式。一为内风旋动之象外露，显示出明确的风象，而见震颤不止之症。一为"内风暗扇"，不显露明确的风"动"之象，不见震颤，而以肢体僵硬、拘疼，甚则言语发紧之症为主。不同的临床表现，相同的病机，内风旋动是发病的动因。

颤振病病人震颤、强直等症多为非持续性。放松、平卧、睡眠时可消失，静止性震颤在睡眠时亦可消失。情绪激动、劳累等因素可使症状加重。非持续性的发作特点说明内风旋动的重要作用。有肝肾不足、脑髓受损的根本，有死血、顽痰的存在，内风时时而动，表现出颤振病的一系列症状，同时病情在反复发作过程中逐渐加重。

培本祛邪，消除内风旋动产生的基础，调畅情志，减少情志不遂、气机不畅而诱发的内风旋动，以期减少震颤、强直的持续时间，是治疗颤振病的重要方法。

4. 平肝息风、活血化瘀为治疗通则

平息内风主治在肝，治可以镇肝息风，养血柔肝息风，滋阴潜阳息

风。应辨证论治，但无论何法，均可加入息风药物羚羊角，以平肝息风。阳亢明显，重用金石类药物以重镇息风，如生龙骨、生牡蛎、生石决明、珍珠母等。

颤振病慢性起病，治疗过程较长，病难骤去，风难速熄，平肝息风应坚持不懈，可合用养血柔肝息风之法，药用当归、赤芍、白芍等；以及息风化痰通络之法，药用天麻、钩藤等。

以上诸药，均可作为治疗颤振病常用之药。

瘀滞之血为死血，为干血，治当破血逐瘀，搜风通络。临床选用虫类药物，如水蛭、虻虫等，而且共同应用，以深入经隧，攻逐死血，通达四肢经脉，搜风活血通络，荡除浊邪。破逐死血，使脉道得通，经气得行，祛瘀生新，以通为补。但虫类药物作用峻猛，耗气伤阴，不能单独使用，应配以益气养血，滋补肝肾之法，攻补兼施。化痰亦为重要一法，息风以化痰，健脾以化痰，活血以化痰。药物选用天麻、钩藤、白蒺藜、薏苡仁、白蔻等。使邪去而不伤正，扶正以祛邪。

5. 扶正培本，缓图其功

息风、活血、化痰为治疗通则，但治疗颤振病的根本在于固本培原。

调理脾胃以助后天之本。脾主升清，胃主降浊。清气得升，浊气得降，则中焦转枢通利，运化有度，气血生化有源，散布精微，滋养五脏，延缓脏腑功能的衰退。治以调补、清补为主，药物选用太子参、西洋参、黄芪、茯苓、白术、怀山药等。

滋养肝肾，育阴息风，为治疗颤振病的根本法则，应长期坚持。肝藏血，主濡润筋脉，肾为作强之官，伎巧出焉。老年性退行性改变都以肝肾不足为根本因素。治疗药物选用制首乌、生地、熟地、山萸肉、杜仲、川断、枸杞子等。若病久肾阳亦虚者，可加肉桂、肉苁蓉。若脾胃功能尚可，也常选用阿胶、紫河车、鹿角胶等血肉有情之品以填精补髓。

颤振病病程绵延，治疗难取速效，当攻则攻，当补则补，或重攻轻补，或重补轻攻，攻补兼施。最终应归到以补为主，长期坚持治疗，缓缓图之。

雒晓东

帕金森病的中医认识及中药治疗思路

1. 帕金森病的中医认识

1.1 中医病名

帕金森病属于中医学"颤病"和"拘病"或"颤拘病"范畴，以静止性震颤为主者可拟诊为中医"颤病"；以肌肉紧张拘痉，行动迟缓为主者可拟诊为中医"拘病"；二者皆明显者可拟诊为中医"颤拘病"。以往将帕金森病统归于中医颤病的做法不够规范，因为有约20%的帕金森病患者在疾病早期甚至整个疾病过程中无肢体或头部颤抖的表现。

1.2 中医病因

1.2.1 年老肝肾精血渐衰，筋失濡养，筋急而拘；肝肾精血亏虚，阳气郁逆化风，风动而颤；久病阴损及阳，阳虚失统，筋纵而摇。

1.2.2 情志不遂，郁怒伤肝，肝郁化火，耗伤肝肾精血，筋失濡养，筋急而拘；肝肾精血亏虚，阳气郁逆化风，风动而颤；久病阴损及阳，阳虚失统，筋纵而摇。

1.2.3 房事不节，嗜欲无度，耗伤肝肾精血，筋失濡养，筋急而拘；肝肾精血亏虚，阳气郁逆化风，风动而颤；久病阴损及阳，阳虚失统，筋纵而摇。

1.2.4 禀赋不足、先天肝肾精血亏虚，筋失濡养，筋急而拘；肝肾精血亏虚，阳气郁逆化风，风动而颤；久病阴损及阳，阳虚失统，筋纵而摇。

1.3 中医病位

1.3.1 以五脏辨证而言在肝、在肾：颤摇之病，风之象也。肝为病之本，肾为病之根，且精血同源，互相依赖故也。

1.3.2 以脑病辨证而言，病位在脑：现代医学可以证明病位在脑。脑髓衰损而病生也。

1.3.3　以五体辨证而言，病位在筋：筋急则拘，风动则颤，颤拘病发也。筋者肝之属也。

1.3.4　以六经辨证而言，病在厥阴：脏气亏虚，不能主持，寒热相激，阴阳相荡而风起也。

1.4　中医病机

1.4.1　血不养筋：肝肾精血亏虚，筋失濡养，筋急而拘病发也。（强直、少动型：本虚证）

1.4.2　阴虚风动：肝肾精血亏虚，阳气郁逆化风而颤病起也。（震颤型：本虚标实证）

1.4.3　阳失所统：病久阴损及阳，阳虚失统，筋纵而摇也。（阴阳两虚证）

1.4.4　寒热相激：厥阴脏气亏虚，不能主持，寒热相激，阴阳相荡而风起也。

1.5　帕金森病分期（H-Y 分级和日常生活能力）

1.5.1　早期：H-Y 1-2：日常生活可以自理。

1.5.2　中期：H-Y 3-4：日常生活需要帮助。

1.5.3　晚期：H-Y 5：完全不能自理。

2. 帕金森病的中药治疗思路

2.1　指导原则

2.1.1　长期服药，不求速效：帕金森病是终身疾病，而且呈慢性进展性病程，目前尚无控制其进程的有效药物，因此我们主张长期服药，不求速效，只要辨病辨证准确，只要近期没有用药不良反应或小有疗效，就要坚持，不可频频更方。我们多以 UPDRS 量表每隔一个月甚至 3 个月评测一次疗效。

2.1.2　药量要轻，偏性要小：不可过寒过热！不可过腻过燥！不可过于金石重镇！以平淡中求神奇。我们药方中尽量不含金石重镇类及药性过偏者，每味用量均控制在 15g 以内。

2.1.3　气中求血，阳中求阴：帕金森病是慢性疾病，多数就医者已有半年以上病程，而帕金森病本质多为肝肾精血不足，筋脉失于濡养，或阴虚风动而发病，但病久则血损及气，阴损及阳，故临床久病者多兼见气虚、阳虚，因而对此治疗要于气中求血，阳中求阴。

2.1.4　久病入络，宜予活血：帕金森病属于慢性进展性疾病，按叶天士"久病入络"理论，宜加入活血药，我们临证佐用川芎活血行气，上达颠顶，疗效较好。

2.1.5　佐用宣窍，引药入脑：石菖蒲性味平和，利于久服，可以健脑强记，本病属于脑病，故佐用石菖蒲以引药入脑。

2.2　辨病论治

帕金森病重在本虚，或兼有标实，肝者筋之合也，肝病筋急则拘，张仲景言："肝之病，补用酸，助用焦苦，宜以甘味之药调之。"故其治疗重在补血濡筋，多用乌梅、葛根、芍药、甘草酸甘之属，佐用焦苦之黄连，以其"子能令母实"也。因乙癸同源，久病及肾，故多加用熟地、鹿角胶等以固其根本。

2.2.1　肝血不足以拘为主的以养血柔筋为主：帕病1号（科研方）。

2.2.2　肝风内动以颤为主的以滋阴息风为主：帕病2号（科研方）。

2.2.3　肝气不足不能自持，寒热错杂，厥阴风动的散寒清热，助肝息风：帕病3号（科研方）。

2.2.4　阴阳两虚、久病颤拘并重的滋阴扶阳，息风止颤：帕病4号（科研方）。

2.3　辨证论治

2.3.1　以五脏辨证而言病位在肝、在肾：颤摇之病，风之象也。肝为病之本，肾为肝之根，精血同源故也。

2.3.2　以五体辨证而言，病位在筋：筋急则拘，风动则颤，颤拘病发也。筋者肝之属也。故本病治疗定要滋养肝肾精血，以濡养筋脉，息风止颤。帕金森病之风，是虚风而非实风，宜于养肝息风，而不宜重潜镇逆息风！重潜镇逆则筋不得舒，阳气不展，少动、迟缓、僵直反而加重。

2.3.3　以脑病辨证而言，病位在脑：现代医学可以证明病位在脑。脑髓衰损而病生也，本病治疗定要补益脑髓，佐以健脑开窍。

2.3.4　以六经辨证而言，病在厥阴：六经为百病之纲领，不独为伤寒而设。厥阴为两阴交尽，一阳初生，"厥阴之上，风气治之"，肝风内动是厥阴病的重要病机，脏气亏虚，不能主持，寒热相激，阴阳相荡而风起也。敛肝息风是厥阴病的独特治法，乌梅丸重用乌梅，以酸补肝，集大寒大热于一身，可治阴阳相荡之风也。

2.4　分期论治

2.4.1　早期——单纯中医药治疗。重在滋阴养血息风。

2.4.2　中期——中西医结合治疗。久病入络，加用活血药。

2.4.3　晚期——全方位治疗。病久阴损及阳，多阴阳两虚，宜阴阳双补。

综上所述，本病病位在脑、厥阴、肝、肾、筋，以肝肾不足为本，正虚邪恋，虚实互见，总属本虚标实。随病程的延长，本虚之象逐渐加重，初期多以阴虚或阴虚风动表现为主，渐则阴损及气，久则阴损及阳，中晚期病情严重，多为阴阳两虚为主，又久病入络故多见血瘀。

李　可

以六经辨治帕金森病（以下为李老亲笔，未经发表）

我所经治的病例大多属中、晚期，见症以少阴、太阴为主。

"帕"病属世界十大医学难题之一，古中医学派有望在短期内攻克此病。

病机：本气先虚，寒自内生；表邪误攻，内陷三阴（太阳/少阴同病）。

证候：水气（痰饮之类）为病（阴水）。

大法：壮元阳以消阴翳，逐留垢以清水源。

选方：真武汤原方原量。

分期论治：

初期：本气损伤不甚，出现发热，心下悸，头眩，身瞤动（筋惕肉瞤），振振欲擗地（震颤，欲跌仆）者。

先以变通真武汤：

茯苓90g，白术60g，杭白芍90g，炮附片45g，生晒参（捣）45g，三石各45g，生山萸肉90g，生姜90g。

以水1600mL，煮成600mL，3次分服。

加减法：

咳（或微喘）加五味子30g，辽细辛30g，干姜30g。

小便自利者，去茯苓。

下利者，去芍药加干姜60g。

呕者，去附子，生姜加至125g，呕止，仍用附子。

上方所治诸症十去八九，本气渐复，扶正托透三阴伏邪：

麻黄（先煎，去上沫）30g，炮附子30g，辽细辛30g，黑小豆30g，红枣12枚，核桃6枚，红参（另炖）30g，生姜30g，肾四味各30g。

上窍不利，鼻塞不闻香臭，自闷聋，加辛夷45g，鹅不食草30g，九节菖蒲30g，麝香0.2g（首次冲）。

此法要反复用之，直至伏邪全数透发于外。此期治法得当，可阻断病邪深入，逐渐康复。

中期：本气已伤。

1. 救胃气，大桂附理中汤所至胃气来复。

炮附片、干姜各45g，越南桂（后下）10g，砂仁米（后下）30g，云苓45g，高丽参（另炖）15g，炒麦芽60g，藿香、佩兰、焦曲桂各10g，炙甘草30g。

2. 运大气，固阳根，托透伏邪（复方大乌头汤）。

黄芪500g，孙真人续命煮各30g，生附子、川乌、黑小豆、防风、桂枝、赤芍各45g，炙甘草60g，麻黄10g，干姜45g，肾四味各30g，止痉散（全蝎6g，川足3条，冲），红参（另炖）30g，生姜45g，大枣12枚，核桃6枚，蜂蜜150g。

晚期：本气大伤，三阴冰结。

1. 亡阳端倪初现，大破格所至脱险。

2. 复方大乌头汤，生附子逐日渐加，暂定 100g 为度，出现大的瞑眩效应，放蜂蜜 3 两，开水冲服即止。

初、中、晚三期，培元固本散贯彻始终。

20 头三七 200g，血琥珀、高丽参、血河车、黄毛茸各 100g，炮附片 300g，清全虫、大蜈蚣、藏红花、越南桂、炙甘草各 100g，砂仁米 100g。

喘，加上沉香、冬虫草、川尖贝各 100g，蛤蚧尾 20 对。

中医治"帕"病，有必要详细了解西医诊断之各期内脏损伤情势，以及做出针对性方案，"中西结合"仅此而已。其他辨病辨证要领，要另起炉灶，独立辨证。

本病关键走太阴、少阴。顾护脾肾为第一要义：厥阴风木妄动，木克土，则但固太阴，本气旺自不受克，本气伤则风木无制。总的趋势是，火不生土，土不伏火，出现"风"证，及早用孙真人续命煮散，可标本兼顾。

历来中医辨证侧重肝肾，吾意当为脾肾。寒、湿、虚为本病之主因。中晚期重用生芪有卓效。少数病例用马钱子粉，可控制危化。本病少阴、太阴虚寒至极，若妄用滋水涵木，则反助湿伤阳，实助纣为虐。治本之要，切切不可弄错！

任继学

任继学，范国梁．震颤辨治［J］．江苏中医杂志，1982，4：11-12.

颤振、振掉、头摇，古之称；震颤，今之名也，是一种老年期的常见疾患。故王肯堂说："颤振……此病壮年鲜有，中年以后乃有之，老年尤多。"一般多在五十岁以后，缓慢发病，头摇、肢颤，甚则不能持物，继则肢体不灵，行动缓慢，表情淡漠，终则口角流涎，甚则痴呆等。临床所见，男性多于女性。

本病是因脑髓、肝、脾、肾发生退行性变，或病理性改变。龚云林说："老人……常以朝不保暮……真阴真阳……如油尽添油，灯焰高而速灭。"所以然者，"人始生，先成精，精成而脑髓生"，"人生以气为本，以息为元，以心为根，以肾为蒂"。可知本伤、蒂损、根馁为患，是本病生成之关键所在，所以治疗本病，宜调补以缓其证，而很难治其根。

病因病机

脑为髓之海，元神之府，神机之源，精灵之处，主宰机体一切生理功能。而与肝藏魂、肺藏魄、脾藏意、肾藏志、心藏神，在生理上行成上下相召，一气为用。所谓用者，魂主升、主知觉，魄主降、主运动，为神机传出传入之使，意是思维之灵，情志变化之源，为脑髓之用，志是专一统调生理活动，为脑之功，神是脑的一切功能之灵。此即古人所谓五神是也。

因此，本病的发生，其因有五：

一是肾气不足，肾精亏耗。精亏则髓少，不能上荣于脑。脑髓失养，血脉不利，神失所荣，不能主持于下而成颤震之患。也有由于肾水不足，木少滋荣，或过怒伤肝，导致肝气不畅，阳气内郁，郁久化热，热盛生风，风淫末疾，颤震而生者，即"诸风掉眩，皆属于肝"之义。

二是七情所伤。"七情则七神主之，凡应事太烦，则伤神"；神伤则精损、气耗，脑髓失养；气亏则神动摇，上不能约下，下不能应上，而经络失用，筋肉失主，则震颤乃成。

三是喋谈、饥劳伤气。气之源头在乎脾，脾伤中气失运，则谷气不消，精血不生，致使气虚血少，不能荣养四末，筋脉眴动而生本疾，即经谓脾主四末是也。

四是心血不足或心气虚弱。血少则阴亏，阴亏则阳亢，阳亢则波及于肝。肝阳炽而化火，上冲于头，散于四末，则震掉而成。此谓一水不能胜二火，君火动一寸，相火动一尺是也。心气虚者，阳气不足，心火不宣，则阴气独盛，而心阳受扰亦可为颤。

五是痰饮为患。多由肺、脾、肾不足。肺不能治节水津、通调水道，津蓄而为痰为饮，脾不能运湿，湿停液聚而为痰饮，肾不能制水，泛为痰饮。痰盛则经络受阻，经气不通，致使魂升魄降阻滞，上不能治下，筋脉失主而颤动乃生。

辨证施治

本病的形成，虽与脑有关，但以肾为本，以脾为根，以肝为标。盖肾为性命之根，先天之本，内藏命门之用相火，水火相济，化生真阴真阳，则鼓舞机体变化若一，外御六淫，内应万变。若肾气虚则神消而营卫告衰，七窍反常，啼号无泪，鼻不嚏而涕，耳无声蝉鸣。脾为后天之本，百骸之母；脾衰运化失常，则无腐熟水谷之力、藏液之能；脾不生涎，故进食口干，卧则涎溢，昼则睡，夜则醒。肝为气机升降之主，津血疏泄之官，主筋膜、主爪，肝气衰则筋腱不利，行动不便。因此，本病治宜补肾为主，健脾为法，调肝为方。

1. 风阳内动

主症：头晕头胀，善怒，腰膝酸软，睡有蔚声，头摇肢颤，不能自主，口干舌燥，面红。舌红，苔薄黄，脉弦紧。

治法：滋阴潜阳。

方药：滋生青阳汤（《医醇賸义》）：生地，白芍，丹皮，麦冬，石斛，天麻，甘菊，石决，柴胡，桑叶，薄荷，灵磁石。

亦可用滋荣养液膏（《薛生白医案》）：女贞子，广皮，干桑叶，熟地，白芍，黑芝麻，旱莲草，枸杞子，归身，鲜菊花，黑穭豆，南竹叶，玉竹，白茯苓，沙蒺藜，炙甘草。

2. 髓海不足

主症：头晕耳鸣，记忆不清，头摇肢颤，两目昏眩，大便不利，昼则多睡，夜则多醒，重则神呆，啼笑反常，言语失序。舌质淡红、体肥大，苔薄白，脉沉弦无力，或弦细而紧。

治法：填精益髓。

方药：延寿瓮头春，又名神仙延寿酒（《寿世保元》）：天冬，破故纸，肉苁蓉，粉草，牛膝，杜仲，大附子，川椒，上八味为末，入面内和糜；淫羊藿，羚羊脂，当归，头红花，白芍，生地黄，苍术，熟地黄，白茯苓，甘菊花，五加皮，地骨皮，以上十二味锉咀片，绢袋盛贮铺缸内；缩砂仁，白豆蔻，木香，丁香，上四味为末。后用酒煮用。

亦可用龟鹿二仙膏（《成方切用》）：鹿胶，龟甲，枸杞，人参。还可用益脑强神丸（拟方）：鹿角胶 50g，龟甲胶 50g，燕菜 50g，西红花 50g，玳瑁 100g，麝香 4g，海马 50g，枸果 100g，山萸肉 75g，桃仁 25g，熟地 70g，白首乌 100g，黄精 100g，石菖蒲 50g，豨莶草 100g，生槐米 100g（冬季装入牛胆中，至仲春取出，晒干），五味子 50g，共为细面，炼蜜为丸，每重约 6g。每服一丸，日服三次，淡盐汤下。

3. 阳虚气弱

主症：头目昏眩，动则气短，懒言，肢颤头摇，纳减，乏力，畏寒肢冷，汗出，溲便失常。舌胖大、质淡红，苔薄白，脉沉濡无力或沉虚。

治法：补中益气。

方药：补中益气汤，或四君子汤治之。亦可用心脾双补丸（《薛生白医案》）：人参，元参，五味子，远志肉，麦冬，茯神，酸枣仁，柏子仁，于术，川贝，生甘草，苦桔梗，丹参，生地，川黄连，金华香附，朱砂，共为末，以桂圆肉熬膏代蜜，捣丸如弹子大。每晨嚼服一丸，开水送下。

4. 心虚血少

主症：心悸怔忡，头眩，心烦少寐，胸闷不畅，肢麻，气短，口咽干涩，睡则张口。舌红赤，苔薄或白或黄，脉沉虚无力，甚则雀啄、屋漏。

治法：补心宁神。

方药：天王补心丹或用炙甘草汤加鹿角胶、琥珀、石菖蒲、五加皮、百合，水煮服。

5. 痰涎壅滞

主症：胸闷昏眩，恶心，呕吐痰涎，肢麻震颤，手不能持物，甚则四肢不知痛痒，咳喘，痰涎如缕如丝，吹拂不断。舌体肥大有齿痕、质红，苔厚腻或白或黄，脉沉滑或沉濡。

治法：豁痰醒神。

方药：二陈汤加煨皂角 1g，硼砂 1g，胆星 2g，水煮服。

或用化痰透脑丸（自拟方）：制胆星 25g，天竺黄 100g，煨皂角 5g，麝香 4g，琥珀 50g，郁金 50g，清半夏 50g，蛇胆陈皮 50g，远志肉 100g，珍珠 10g，沉香 50g，石花菜 100g，海胆 50g，共为细末蜜为丸（重约 6g）。每服一丸，日服三次，白开水送下。

除了药物治疗而外，必须经常注意调养。其调养之法，正如古人所说：四时顺摄，晨昏护持；谦和辞让，损己利人；物来顺应，事过心宁；行住量力，勿为行劳；悲哀喜乐，勿令过情；寒暖适体，勿侈华艳；动止有常，言谈有节；呼吸精和，安神闺房……

周仲瑛

樊蓥. 周仲瑛治疗震颤麻痹的经验［J］. 中医杂志，1996，37（11）：663-664.

1. 主因肝肾亏虚

震颤麻痹属中医学"颤振"范畴，大多发于中老年，肝肾亏虚是其发病本源。究其成因，又有两途：一则为生理性虚衰，中年之后肝肾自亏，更兼劳顿、色欲之消耗，而致阴精虚少、形体衰败，即《内经》所谓"年四十而阴气自半也，起居衰矣；年五十体重，耳目不聪明矣"；二是病理性肝肾虚损，高年多病重叠，或久病及肾，致使肝肾交亏。脑为髓海，肾虚则髓减，脑髓不充，本病患者 CT 及 MRI 等影像学检查多提示为"脑萎缩"，病理解剖提示多巴胺神经元变性可为佐证。同时，患者的临床表现也提示了肝肾亏虚的特征。临床常见头昏神短、痴呆健忘、迟钝少欲、耳聋耳鸣、腰酸腿软、不耐疲劳、夜卧多尿等症状，以及肌张力增强，也都是肝肾不足的表现。

2. 标在内风痰瘀

本病以震颤、动摇为主症，为肝风内动之征。然肝风之起，乃由肝肾亏虚所致，故内风实为发病之标。同时，在肝肾亏虚的基础上，痰瘀内生，阻滞脑络，更加剧了内风暗动。在本病与他病重叠时痰瘀交阻表现尤为突出，如高血压、高脂血症、高黏综合征、动脉硬化、冠心病、糖尿病等与本病并存时，痰瘀成为促使病情发展变化的重要病理环节。从上可知，肝肾亏虚固为根本，但内风暗动、痰瘀交阻实为重要的病理因素，故震颤麻痹总属虚实夹杂为病。

3. 治重权衡标本

针对本病主要病机特点，治疗当以培补肝肾、化痰通络作为基本大法，据此立方遣药，权衡标本主次。一般而言，虚为本，风为标；震颤较甚、风象为著者，宜着重平肝息风，治标为先；震颤不甚者补虚为要，治本为主，肝肾得养，肝风自平。

其次，当辨风、痰、瘀的兼夹与主次，适当兼顾，由于痰瘀阻滞每可激发和加重病情，故必要时又当着重化瘀、祛痰，兼顾息风培元，综合治理。有时重用活血祛瘀即可达到息风宁震的目的，此乃"治风先治血，血行风自灭"之理。

其三，本病多属内伤积损而来，又常有多病重叠，治疗颇费时日，既要有方有守，不能频更方法，但又宜根据病情的发展适当调整，相机变通。

4. 方药灵活变通

震颤麻痹患者临床常有怕热、多汗、烦躁、便秘、舌红、脉弦细等阴虚见症，故治法多以滋肾柔肝、平肝息风为主。可仿地黄饮子立方，基本方为：

地黄12～15g，石斛15g，白芍15～30g，肉苁蓉10～15g，续断15g，白蒺藜15g，海藻12g，僵蚕10g，炙鳖甲15g（先煎），煅龙骨牡蛎各20g（先煎），石决明30g（先煎），炮山甲（现为代用品）10g（先煎）。

加减法：

（1）震颤显著时，宜重镇息风为主，方中可加珍珠母、天麻，亦可酌加方中鳖甲、龙骨、牡蛎、石决明之量；此类药品又能镇心、宁神、止汗，对兼有心悸、失眠、多汗之症者尤为合拍。

（2）筋僵、拘挛，肌张力较高，可选木瓜及大剂白芍、甘草柔肝解痉，也可重用地龙、全蝎息风通络解痉。

（3）舌质紫暗、脉来细涩、面色晦滞，宜重用祛瘀药，如有中风，手足麻木、半身不利，则选水蛭、当归、鸡血藤、路路通；如兼胸痹心痛，可用丹参、檀香、赤芍、桂枝；如颈僵肩臂疼痛，宜入葛根、姜黄；糖尿病则宜加鬼箭羽。

（4）痰浊内盛、舌苔厚腻或血脂较高时，可重用僵蚕、胆星、海藻，并增荷叶、苍术。

（5）内热偏盛、面赤舌红，可酌予白薇、功劳叶、女贞子、墨旱莲、槐花、夏枯草、黄柏、漏芦等滋阴泻火两顾。

（6）阴精亏损、体虚显著时，可重用枸杞、首乌、黄精、杜仲、牛膝、桑寄生、楮实子、麦冬；阴损及阳或阳气本虚，可配巴戟天、淫羊藿、黄芪、锁阳温润之品，忌用刚燥之属。

（7）失眠、心悸、紧张，除用重镇之品外，尚可加五味子、茯神、玉竹、熟枣仁养心宁神或参用桂枝加龙骨牡蛎汤通阳宁神两顾之法。

（8）反应迟钝、记忆不敏，可重用首乌、续断、石菖蒲、远志、五味子以补肾荣脑，化痰开窍。

张学文

董晓贤，李东柱．张学文教授治疗帕金森病的经验［J］．中华实用医学，2002，4（23）：45.

帕金森病，以静止性震颤、运动迟缓、肌僵直和姿势平衡障碍为主要临床特征。帕金森病是中老年人常见的神经系统疾病，虽然现临床上常用多巴胺制剂治疗，但长期治疗会出现明显的不良反应，且对很多人效果不佳，中医治疗有其良好的疗效和独特之处。

张学文教授从事脑病的临床与科研研究数十年，在这方面积累了丰富的经验，且治疗效果显著，这里将作者从师过程中的一些体会总结如下。

1. 病因病机

《素问·至真要大论》上说"诸风掉眩，皆属于肝；诸暴强直，皆属于风"。我们认为患者出现眩晕欲仆、抽搐、震颤、强直等具有动摇特点的症状，即为肝风内动。

导师张学文教授认为帕金森病的病机为：肝肾阴亏，肝风内动。帕金森病多见于中老年人。中老年以后，随年龄增长，肝肾渐亏，精衰血少，虚风内动，以致筋脉失濡，脑窍失养。其病位在脑，与肝肾关系密切。肝在体合筋，《素问·痿论》说："肝主身之筋膜。"筋膜附着于骨而聚于关节，是连接关节肌肉的一种组织。筋膜有赖于肝血的滋养，肢体运动的能量来源全赖于肝的藏血充足和调节血量的作用。如果肝的气血衰少，则筋脉失养，表现为筋力不健，运动不利。肝的阴血不足，筋失所养，还会出现手足震颤，肢体麻木，屈伸不利等症。

2. 辨证论治

临床上以肝肾阴虚型为常见，较少见的有气虚血瘀型及风痰阻络型。

（1）肝肾阴虚型：眩晕欲仆，头摇而痛，项强肢颤，语言謇涩，手足麻木，步履不正，苔白腻，脉弦。

肝肾阴虚，肝阳上亢，阳亢化风，风邪上扰头目，则天旋地转，眩晕欲倒，或头部摇动不能自制，气血随风阳上逆，壅滞络脉，故头痛不止；风动筋挛，则项强肢颤；足厥阴肝经络舌本，风阳窜扰络脉，则语言謇涩，发音含糊不清；肝肾阴虚，筋脉失养，故手足麻木；风动于上，阴亏于下，上盛下虚，故步履不稳，行走飘浮，摇摆不定。

治以镇肝息风，滋阴潜阳，方选镇肝息风汤化裁。

（2）气虚血瘀型：除震颤等主症外，还可见面色淡白或晦滞，身倦乏力，少气懒言，唇紫暗，舌淡暗或有紫斑，脉沉涩。

治以补气活血，方选补阳还五汤加减。

（3）风痰阻络型：主要表现为胸闷，语言謇涩，手足麻木，苔白腻，脉滑。

治以祛风化痰通络，方选大秦艽汤加白附子、胆南星、白僵蚕、全蝎。

3. 随症加减

病程久，"久病入络"，加用活血化瘀药物，以活血通络，常用药物有丹参、桃仁、赤芍、川芎等。大便难，加用桃仁、肉苁蓉、麻子仁、麦冬、生地等，以增液润肠通便。语言断续，謇涩，语声低微，用僵蚕、南星等，以化痰通络。行走不稳，用杜仲、牛膝、寄生以补益肝肾。另外，张教授特别注重护胃，常用麦芽、焦三仙之类防止金石类药物伤胃。张教授抓住肝肾阴亏之病理关键，补益肝肾，同时兼顾其标，活血祛风化痰通络，从而达到标本同治，收到良好的临床效果。

符文彬，孙景波. 张学文教授从肝论治脑病经验介绍［J］. 新中医，2004，36（5）：14-15.

从肝论治震颤

《素问·至真要大论》指出"诸风掉眩，皆属于肝"，说明本病与肝有关。明·王肯堂《证治准绳·杂病》指出"颤，摇也；振，动也。筋脉约束不住而莫能任持，风之象也"，并认为本病发生主要由于肝风兼火所致。脑为元神之府，又为髓海。《素问·生气通天论》"阳气者，精则养神，柔则养筋"，肢体的各种运动与肝有关，更为脑所统帅，脑脉"约束不住而莫能任持"者，乃脑司运动之失司，故本病归属中医脑病范畴。

滋补肝肾是治本之法，宜选用熟地黄、白芍、枸杞子、山茱萸、桑寄生、何首乌、龟甲、鳖甲、续断、杜仲、淫羊藿等；平肝息风贯穿治疗始终。重镇潜阳类，如石决明、珍珠母、生龙齿、生龙骨、生牡蛎等；息风解痉类，如天麻、钩藤、蒺藜、羚羊角粉、僵蚕等，其中羚羊角粉、钩藤、珍珠母为首选药物。

立止颤方治疗，药物组成：

珍珠粉 0.5g，钩藤 30g，全蝎 2g，天麻、胆南星各 10g，丹参、龟甲各 15g，白芍 30g。

方中天麻、钩藤、珍珠粉镇肝息风止痉，全蝎搜经络之风以止痉，龟甲、白芍养肝阴，柔肝以息风止痉，胆南星祛经络之痰，丹参祛经络之瘀，痰瘀去则新血生，血活则风自灭，全方镇肝、养肝、柔肝，兼祛经络之风、痰、瘀而止痉。

颜德馨

张小燕，颜乾麟. 颜德馨治疗颤证经验［J］. 中医杂志，2006，47（7）：494.

颤证是指头部或肢体摇动、颤抖为主要临床表现的病证，轻者仅有头摇，或限于手足或单一肢体轻微颤动；重者全身颤动，四肢扭转痉挛，影响日常工作和生活。

颜德馨教授擅长应用活血化瘀法治疗疑难杂证，对颤证主张从"瘀血生风"论治，取得了较好疗效，现将其经验整理如下。

1. 瘀血致颤病机

从历代文献的记载来看，颤证多从风或从虚论治。如《素问·至真要大论》云"诸风掉眩，皆属于肝"；《证治准绳·杂病》云"颤，摇也；振，动也。经脉约束不住而莫能任持，风之象也"；孙一奎《赤水玄珠·颤振门》指出：颤证的治疗原则为"清上补下"。

颜德馨教授认为，颤证多由瘀血作祟，其多属筋脉病变。心主血液以养脉，肝主气机疏泄以濡筋，若气滞血瘀，血气不能滋润筋脉，则颤振频发。其病因病机或因情志不遂，肝郁气滞，导致气滞血瘀，引动内风而成；或夹风痰内阻，壅滞脉络，以致瘀血内生，筋脉失养而成；或因饮食不节，损伤脾胃，致使助湿生痰，日久致瘀，筋脉失养所致；或因年老久病，肝肾精血不足，造成血涩致瘀，风阳内动，筋脉失养，而致颤证；或由于外伤引起瘀血内阻，络脉不通，虚风内动，上扰清窍，筋脉失养而为颤证。

2. 颤证从瘀论治

颜老治疗颤证推崇气血学说，在古人"血虚生风"的理论上创立

"血瘀生风"的观点，遵循"疏其血气，令其条达而致和平"的重要治疗原则，主张运用活血化瘀、祛风通络之剂治疗颤证。临床习用王清任的血府逐瘀汤、通窍活血汤化裁。根据患者的表现随症加减，每每能获良效。

血府逐瘀汤由桃红四物汤合四逆散加桔梗、牛膝而成。其特点是活血化瘀而不伤血，疏肝解郁而不耗气。诸药配合，使血活气行，瘀化热消而肝郁亦解，诸症自愈。常用药物如：当归、赤芍、桃仁、红花、川芎、生蒲黄、柴胡、枳壳、桔梗、熟大黄等。若肝阳偏亢，则加龙骨、牡蛎、磁石以潜阳息风。阴虚阳亢则予鳖甲、龟甲等滋阴潜阳之品。瘀血日久可加用搜剔脉络瘀血之水蛭、全蝎、蜈蚣、土鳖虫等。临床上辨证施治，随症加减，取得了很好的疗效。

聂惠民

张吉，聂惠民．针刺中药并治震颤麻痹［J］．世界中医药，2009，4（1）：48-49．

震颤麻痹又称帕金森病（Parkinson's disease，PD），是多发于中年以上人群的中枢神经系统变性疾病，属于锥体外系疾病。中医称为"颤证"，又称"震颤"、"振掉"。

其临床表现以震颤、肌强直、运动减少等为主，伴有情绪不稳等精神症状及自主神经功能紊乱等现象。

本病发展缓慢，逐渐加剧，以本虚标实为特点，初期标实明显，病久则本虚显露，而以本虚为主。本虚则以肝肾阴虚，气血两亏为基础，标实则以风、火、痰、瘀为主。但标本互为因果，由本虚可导致标实，标实加重本虚。由于禀赋不足，年老体弱，或久病气血耗损，人到中年之后，肝肾本虚，气血虚衰突出而导致风、火、痰、瘀滋生，风、火、痰、瘀兼作又作为致病因子而加重正气虚衰，耗伤精血，导致肝肾阴虚，为本病的病理基础。

1. 辨证论治

1.1 肝肾阴虚，阴虚风动

由于肝肾阴虚，精血亏损，筋脉失于濡养，阴虚风动。症见四肢震颤，或某一肢体为主，肌肉强直，动作笨拙，精神紧张或睡眠不足时加重，多兼有头晕目眩，耳鸣，急躁易怒，腰酸膝软，五心烦热，舌质红，口干少苔，脉弦细或沉细数。

治法：滋养肝肾，育阴息风。

以大补阴丸加味：生龟甲、生地黄、熟地黄、何首乌、山药、知母、黄柏、钩藤、白蒺藜、丹参、赤芍、白芍、珍珠母、麦冬、川芎、白僵蚕、火麻仁。

加减：潮热加青蒿、醋鳖甲；阴虚火旺明显，手足心热，口苦咽干加玄参、黄柏；肢体麻木，血瘀阻络加鸡血藤、当归；日久阴损及阳，出现阳虚肢冷、舌淡白，加巴戟天、山茱萸、炮附子、石菖蒲、肉苁蓉。针灸：肝俞、肾俞、膈俞、天枢、足三里、公孙、复溜、太冲、太溪、百会、神庭。

1.2 气血双亏，血虚风动

由于脾胃虚弱，气血生化不足，血虚不能柔筋而生风，风胜则动。症见手足震颤较重，项背僵直或肢体拘挛，活动减少，行动不便，神呆懒言，面色㿠白，气虚乏力，或有头晕眼花，自汗，动则尤甚，舌质淡，苔薄白或白腻，脉沉细无力。

治法：益气养血，息风柔筋。

以定振丸加减（《证治准绳》方）：天麻、秦艽、全蝎、生地黄、熟地黄、当归、川芎、白芍、防风、白术、黄芪、威灵仙、人参、黄芪。

加减：筋脉拘紧，震颤不止，风重者加白僵蚕、蜈蚣；失眠、心神虚，加炒酸枣仁、远志、生龙骨、生牡蛎；便秘者加肉苁蓉、生大黄（泡服），便通即停。

针灸：足三里、阳陵泉、心俞、脾俞、胃俞、中脘、膈俞、血海、章门、行间、气海，行平补平泻法。

1.3 气滞血瘀，血瘀阻络

本病初期，虚证表现不明显而以本虚标实为主，由于年老体弱，肝郁气滞，气滞血瘀，阻闭络脉，筋脉失养而拘挛。症见肢体震颤但以肌肉强直、动作减少明显为多见，肢体屈伸不利，呈铅管状、或齿轮样强直。动作迟缓，舌质暗，或有瘀斑，苔薄，脉沉细涩。

治法：行气活血，通经活络，化瘀息风。

方用通窍活血汤加减（王清任《医林改错》）：赤芍、川芎、桃仁、红花、生姜、老葱、当归、柴胡、香附、牛膝、地龙、丹参、天麻、麝香（冲）、全蝎、蜈蚣。

方中赤芍、川芎、桃仁、红花活血祛瘀；老葱、麝香通窍祛瘀，生姜辛散以助活血祛瘀之力；柴胡、香附疏肝理气，气行则血行；牛膝、地龙、丹参养血行瘀；天麻、全蝎、蜈蚣息风通络，驱风止痉。

加减：气虚者加黄芪、党参；肾阴虚，口燥咽干加生地黄、沙参、枸杞子；语言不利加石菖蒲、郁金、远志。

针灸：百会、正营、肝俞、膈俞、血海，均用补法。太冲、大椎、风池，上肢加肩髃、曲池、合谷，下肢加环跳、风市、阳陵泉、悬钟，均用泻法。

1.4　脾虚痰聚，痰热动风

素体丰盛，脾虚痰聚，痰瘀化热，热盛动风。症见形体素盛，神呆懒动，头胸前倾，头或肢体震颤，肌肉僵直，行动迟缓，运动减少，迈步困难，身体沉重，胸闷脘痞，泛恶欲吐，痰多色黄，小便短赤，大便干，舌质红或暗红，舌体胖大有齿痕，苔厚腻，脉弦滑数。

治法：清热化痰，息风定痉。

以导痰汤合天麻钩藤饮加减：法半夏、胆南星、茯苓、枳实、橘红、远志、山栀子、天麻、钩藤、生石决明、牛膝、生甘草、僵蚕。每日1剂。

加减法：饮少纳呆，腹胀加青皮、山楂、厚朴；痰热盛、心烦口苦，面赤目红，身热者加黄连、连翘、青黛。

针灸：风池、大椎、曲池、阳陵泉、阴陵泉、足三里、筋缩、丰隆、行间、内庭，行泻法。

1.5　肝郁化火，阳升风动

情志不畅，气郁化热，肝阳升动而化风，风胜动摇，则筋脉掉动。

症见眩晕头胀，面赤易怒，腰酸膝软，头摇及身体震颤，不能自主，每于情绪激动、夜卧不安时加重。舌红，口苦，苔薄黄，脉弦紧。

治法：滋阴潜阳，清肝息风。

以摧肝丸（《证治准绳》五册）镇火平肝，消痰定颤：胆南星、双钩藤、黄连、滑石、青黛、僵蚕、天麻、甘草、辰砂、竹沥水、生地黄、石斛、麦冬、牡丹皮、菊花、薄荷。

方中以胆南星、青黛、钩藤、僵蚕清热祛风；天麻平肝息风，黄连清热解毒，滑石清热利湿；生地黄、石斛、麦冬育阴生津；牡丹皮清虚火；薄荷、菊花清热明目，疏肝解郁，朱砂镇静安神。

针灸：百会、悬颅、风府、风池、曲池、合谷、太冲、阴陵泉、曲泉、蠡沟、太溪、三阴交、足临泣。太溪、三阴交用补法，其他穴用泻法。

2. 针灸对症治疗

2.1 针灸兼证取穴法

2.1.1 上肢震颤，握物无力或困难。

取穴：内关、阳池、合谷、太冲、肩髃。

操作：均用泻法，留针 20 分钟。

2.1.2 下肢震颤，步行艰难。

取穴：内关、阳陵泉、足三里、太冲、承扶。

操作：足三里用补法，其余均用泻法，留针 20 分钟。

2.1.3 四肢肌紧张，强直，挛急，屈曲困难。

取穴：风池、天柱、曲池、尺泽、合谷、阳陵泉、足三里、行间。

操作：行间、阳陵泉用泻法，余均用平补平泻，留针 20 分钟。

2.1.4 头摇，项急，点头，嘴唇颤抖。

取穴：百会穴、风池、承浆、曲池、后溪、申脉。

操作：后溪、申脉用泻法，余均用平补平泻法，留针 20 分钟。

2.1.5 书写困难

取穴：风池、大杼、曲池、外关。

操作：均用平补平泻法，留针 20 分钟。

2.1.6 华佗夹脊：从颈椎开始，下可取到腰椎，根据病变不同而取相应的椎体阶段。上肢震颤以颈胸夹脊为主，下肢震颤以腰夹脊为主。

2.1.7 头穴：震颤取从前神聪到悬厘连线，此线称顶颞前斜线，针此线上 1/5 段主治下肢震颤；中 2/5 段主治上肢震颤；下 2/5 段主治头摇动，嘴震颤；一侧震颤取对侧，双侧震颤取双侧。肌紧张取从百会到曲鬓连线，此线称顶颞后斜线，针刺此线的上 1/5 段主治下肢肌张力高，中 2/5 段主治上肢肌张力高，下 2/5 段主治头顶肌张力高。一侧肌张力高刺对侧，双侧肌张力高取两侧。

2.2 灸法

常用灸法为艾条温和灸大包、期门，每穴 10 分钟，对于改善僵直症状有较好的疗效，阳虚痰瘀内阻可温和灸神阙、足三里。

2.3 耳针

取穴：神门、皮质下、肝、肾、内分泌、肘膝、腕、指。

赵冠英

李军艳，杨明会，赵冠英．试论肾虚血瘀是帕金森病的基本病机［J］．中华中医药杂志，2008，23（9）：768-771.

帕金森病（Parkinson's disease，PD）是一种常见的脑退行性疾病，以静止性震颤、肌强直、运动迟缓和姿势异常为临床特征。其病因不明，一般认为 PD 的发生与多巴胺减少有关。而中医则将其归属于"颤证"范畴，并多从肝论治。笔者认为 PD 的基本病机是肾虚血瘀，在临床中应用补肾活血法治疗常获良效，现探讨如下。

1. 从 PD 的发病年龄看肾虚血瘀

PD 的发病率随年龄的增长而增加。我国的调查显示：50 岁以后患病率随年龄的增长而增高，60 岁以上人群中的发病率约为 1.5%，这一发病年龄正是中医所谓肾中精气逐渐衰退的时期。

肾为先天之本，藏先天之精，为生命之物质基础。人体生、长、壮、老、已的整个过程，是肾中精气由不充盛→充盛→衰→竭的变化过程，进入老年则出现身体自然衰退。《素问·阴阳应象大论》指出："年四十，而阴气自半也，起居衰矣，年五十，体重，耳目不聪明矣，年六十，阴痿，气大衰。"人至 40 岁开始肾阴衰退，至 60 岁则肾气大衰。PD 发病率 50 岁后增加，与肾气虚衰的生理特点是分不开的。现代医学观察表明，中老年脏腑辨证属肾虚者可高达 80.4%。陆金宝等调查研究发现：老年人肾虚的发生率呈增龄性增加，如 60～64 岁为 63.38%，75～79 岁则高达 90.99%。与 PD 的发病年龄规律相吻合。

　　肾虚必兼有血瘀。气血运行的原动力在于肾阳的温煦、肾气的化生。血液虽"生化于脾，总统于心，藏于肝脾，宣布于肺"，更须"施泄于肾"（《古今图书集成医部全录》）。若肾精不足则无源化气，推动、温煦无力；精少则不能化血，脏腑与四肢百骸失其濡养，均能导致气化失常，血流不畅，脉道滞涩而成瘀。故王清任在《医林改错》中指出："人行坐转动，全仗元气，若元气足则有力，元气衰则无力，元气绝则死矣。"元气乃肾气也，为肾精所化。如果"元气既虚，必不能达于血管，血管无气，必停留而瘀"。

　　经调查发现老年人的血瘀证发病率占 65.7%，随年龄而增加，血液流变性渐呈黏、液、凝、聚之血瘀痰阻样改变。体质与年龄关系研究证实，肾虚及血瘀发生率与增龄呈显著正相关，提示随着年龄增长，瘀质或兼瘀质者日增。

　　虚可致瘀，瘀亦可致虚，由于体内瘀滞形成，阻碍机体气血生化和运行，使虚弱更甚。肾虚与血瘀互为因果，形成恶性循环，肾虚血瘀是引发多种老年病的重要原因，PD 尤其如此。

2. 从 PD 的症状看肾虚血瘀

　　中医在《内经》时代就观察到 PD 震颤的表现，将其归属于"颤证"范畴。如《素问·至真要大论》曰："诸风掉眩，皆属于肝。""掉"即震颤的样子。《证治准绳·杂病》中述："颤，摇也；振，动也。筋脉约束不住而莫能任持，风之象也。"故许多医家从肝风论治。但肝风的出现，究其根本，仍是由于肾虚。王肯堂指出该病系因"年老阴血不足，少水不能制盛火"而致。《素问·上古天真论》云"丈夫五八肾气衰……七八肝气衰……肾藏衰，形体皆极"，肾气衰出现在肝气衰之前，水不涵木，筋脉失养，则出现肝风症状，病理演变则是由肾及肝。

现代医学的发展，使我们认识到 PD 虽有震颤的表现，但其根本在于运动迟缓、肌张力增高。如没有后者，并不能确诊为 PD，而仅为单纯性震颤，因此其病机并不是以肝风为主。肝风只是其之"标"。

《素问·灵兰秘典论》提出："肾者，作强之官，伎巧出焉。""作强之官"乃"职掌机体壮健之官"，伎巧指聪明灵巧。肢体强劲，动作敏捷灵巧皆由肾所出。肾气盛则精神健旺，筋骨强劲，动作敏捷。肾虚则动作笨拙、迟缓。肾虚必致血瘀，气血不利，脉络不通，故强直拘急，屈伸不利，甚至重着刺痛；气血瘀滞，则面色晦暗；皮肉失养，则表情呆板；络脉瘀阻，则舌强言謇。以上皆为肾虚血瘀之征。

3. 从 PD 的病位看肾虚血瘀

虽 PD 以肢体运动功能障碍为主要表现，但其主要的病理变化是黑质多巴胺能神经元的变性、坏死、缺失。故其病位在脑，而肾藏精，主骨生髓，上充于脑，"脑为髓海"，脑之形态和功能的正常取决于肾精的盛衰。"在下为肾，在上为脑，虚则皆虚"（《医碥》），故肾精充盛则脑髓充盈；肾精亏虚，则脑髓渐萎。脑为元神之府，"人身能知觉运动，及能记忆古今，应对万物者，无非脑之权也"（《医易一理》）。人体的各种运动和思维功能都是在脑的统一协调下完成的。"脑散动觉之气，厥用在筋，第脑距身远，不及引筋以达百肢，复得颈节脊髓，连脑为一，因遍及焉"（《存存斋医话稿》）。

也就是说，脑为周身连接之要领，而令之运动。脑髓充盈，身体轻劲有力；若髓海不足，元神失常，则运动失调，或震颤或迟缓；肾虚易致血瘀，加之髓海空虚，使瘀积久留不去，久而更损髓海，不仅肢体活动失于协调，而且思维意识失常，出现反应迟钝、记忆减退、重则呆傻愚笨之症。

帕金森病的病情呈缓慢进展性，随着病程的延长，患者的症状逐渐加重。往往从单侧肢体起病，逐渐发展，累及躯干、双侧上下肢，且症状增多。符合中医"久病则虚，久病则瘀"的特点。因虚致瘀，瘀又致虚，虚瘀相兼，缠绵难愈。由此可见，肾虚髓空是导致帕金森病发生的内在条件，血瘀则是该病必然的存在因素。

4. 从 PD 发生的分子生物学机制看肾虚血瘀

中医学认为：过与不及皆是病，过则为实，不及为虚。PD 虚实夹杂，虚主要是肾虚，实则表现为各种代谢产物的瘀积。这里"瘀"广义的，与"淤"相通，有积聚、阻滞、不流畅之意。在病理过程中则含有水中浊物、血滞、血脉不通、经脉不畅、气机不利等意。津血同源，若肾虚阴亏，津液不足，必致脉络空虚，血滞脉络。虚可致瘀，瘀可致虚。

从现代医学来讲，则是细胞内液、细胞间液及组织液减少，脉内有效血容量减少致血黏度增高，血流速度减慢，代谢产物不能及时排出，导致细胞和血液内成分发生变化。郁者瘀也。气血冲和，万病不生，一有怫郁，诸病生焉。

正常人的黑质细胞可随年龄的增长而减少，到 80 岁时黑质细胞可从原来的 42.5 万个减少到 20 万个，这是肾中精气自然衰少的表现之一。而 PD 患者的黑质细胞数则通常小于 10 万个，可见其不是正常的单纯的老化，而是由于某些因素加速了肾中精气的耗竭。目前已证实 PD 患者脑组织尤其黑质部位存在广泛的氧化损伤，其神经保护作用减弱。这一过程可用中医虚瘀相关理论来解释。PD 患者黑质部位线粒体内膜上 Complex I 的活性明显下降，线粒体电子传递障碍，使得 ATP 合成减少（功能不及即为虚），导致神经元去极化，使 Ca^{2+} 浓度上升（过多堆积不通即为瘀），而线粒体内 Ca^{2+} 浓度的超载又可抑制电子传递功能（瘀可加重虚），促使超氧阴离子（O^{2-}）、羟自由基（$OH^{\cdot}$）等明显增多（虚又致瘀），导致细胞损伤（虚甚），神经元细胞变性脱失。

铁蓄积增多也是 DA 能神经元随年龄老化而损伤的原因之一。目前为何黑质部位易发生铁蓄积的确切机制尚不清楚。中医认为"邪之所凑，其气必虚"，黑质部位必然存在内在的"虚"的因素。黑质在脑，肾主脑，故肾虚是根本原因。细胞内过量的活性铁 Fe^{2+}（瘀）可与 H_2O_2 作用生成细胞毒性很强的 ·OH，引起细胞氧化损伤（虚）。同时，过量的铁蓄积还可引起 alpha- 突触核蛋白聚积，导致 Lewy 小体生成增多（瘀积加重）。而 PD 的主要病理改变是中脑黑质神经元的变性脱失

（虚）及 Lewy 小体形成（瘀）。可见，肾虚血瘀、虚瘀相关是 PD 分子生物学机制发生发展的内在原因。

5. 从 PD 的治疗看肾虚血瘀

目前 PD 的治疗仍以药物治疗为主，而左旋多巴是治疗药物中当之无愧的"金标准"。但是，它治疗 PD 的"蜜月期"仅有 3～5 年，随后疗效减退、运动并发症出现，且不能阻止病情继续进展，存在可能的神经毒性。

由此，许多专家提出：PD 一旦被诊断就应及早进行保护性治疗。而补肾活血中药具有明显的神经保护作用，在延缓衰老、抗脑老化方面具有极大的潜力和优势。实验表明补肾活血方药在改善老年机体自由基代谢方面明显优于单纯补肾和单纯活血的方药，说明肾虚血瘀是衰老的主要病机。

有研究表明，补肾活血法通过以下几个方面达到神经保护作用：抑制脂质过氧化反应，阻止脂褐素的生成，从而抑制自由基对机体的损伤；降低大脑线粒体中 MAO-B 活性，延缓脑组织老化；改善血液流变性，降低血液黏滞度，调节脂代谢，从而起到保护和防止老化的作用。补肾阳药肉苁蓉还可能上调 o-synuelein 蛋白水平达到神经保护作用。

笔者的实验研究也证明：补肾活血方药可减轻脑黑质细胞的损伤，促进其修复，并可提高脑组织中儿茶酚胺类物质的含量，刺激受体系统，使脑中 M 受体和 DA 受体含量增加，亲和力增强，说明其潜在的神经保护作用。同时，由于雌激素可以介导黑质多巴胺能神经元凋亡活动，故补肾阴可通过雌激素或其他途径干预线粒体能量代谢与凋亡信号调控而拮抗黑质多巴胺能神经元的凋亡以治疗 PD。

补肾活血法已广泛应用到各种老年病的治疗中。笔者的临床研究也显示：补肾活血方药（抑颤汤）结合西药治疗 PD，能明显提高疗效，减少西药用量，减轻药物不良反应。以方测证，方证对应，从另一角度说明肾虚血瘀是 PD 发病的基本病机。

同时，笔者认为，PD 不是由单一因素引起的，多巴胺能神经元变性、多巴胺的合成、释放和代谢过程中多个环节的功能失衡引起 PD，涉及神经、内分泌、免疫调节等多个方面，目前尚有许多机制仍不清楚。中医治疗强调宏观和整体,它的作用是多层次、多靶点、多途径的,具有多因素调节的优势。西医治疗强调微观和局部,因此,中西医结合治疗可以相互补充、取长补短,能明显提高临床疗效。

6. 结语

综上所述,从 PD 的发病年龄、症状、病位、分子生物学机制等方面来看,处处存在肾虚血瘀的基本病机,补肾活血中药的神经保护作用及治疗 PD 的有效性也反证了这一论点。

胡建华

周英豪. 胡建华治疗震颤麻痹经验拾萃 [J]. 上海中医药大学学报,2000,14(2):20-22.

胡建华先生曾先后师承丁济万、程门雪、黄文东前贤,学识渊博,医术高明,擅长医治内科杂病及神经系统疾患,通过半个多世纪来的医疗实践与探索,形成了独特的辨证及处方用药特色。笔者有幸师从胡建华先生 20 余年,受益无穷,现将其临诊以"平肝息风法"为主治疗震颤麻痹经验介绍如下:

震颤麻痹是神经系统难治性疾病,经数十年临床探索,先生认为:震颤麻痹多与肝肾亏虚有关。老年体力渐衰,肝肾精血亏虚,肝木失却肾水涵润,筋脉失养,风阳扰动,导致肢体震颤。肝脏体阴而用阳,体柔而性刚,主升主动。肝风内动,多源于肝阴暗耗,肝失滋养或肝郁化火,而阴虚火旺,日久熬津为痰,凝血为瘀,痰瘀互结,阻滞脉络,终至筋脉失养,出现震颤麻痹所特有的运动减少、肌张力增高、肢体震颤等症状。

故而先生认为:就震颤麻痹病因而言,多属本虚标实,虚实夹杂之症。本虚系肝肾阴亏,标实为肝风瘀痰。因此,补益肝肾、平肝息风、豁痰祛瘀、标本兼顾是震颤麻痹治疗的总则。

1. 辨证论治方案

1.1 益肾养肝，息风和络

肝为将军之官，肝阳之所以宁谧不妄，全赖肾水以涵养，精血以濡润。若肝肾阴亏，水不涵木，木少滋荣，肝阳偏亢必致虚风潜起。

治疗震颤麻痹，先生处方常用药物为熟地黄、山萸肉、淫羊藿、杜仲、天麻、僵蚕、木瓜、丹参、黄芪、蜈蚣等。如见精神疲惫、面色无华，加党参、当归调补气血；如见大便干燥，加肉苁蓉、生首乌补养肝肾、润肠通便；如伴耳鸣、眩晕，加枸杞子、石决明平肝潜阳；如见烦躁、心悸失眠，加酸枣仁、百合以安神除烦。

1.2 平肝息风，豁痰和络

肝肾阴亏，肝阳化风，因风生痰，风痰流窜经络，导致络脉痹阻，而现肢体瘛疭、筋惕肉𥆧。

先生独创复方四虫汤为基础随症化裁，则肝风痰浊蠲除有望。生南星有息风豁痰定痉之功，与天麻、钩藤、菖蒲、远志同用，以加强药效。白芍味酸入肝，养血柔肝以平肝息风，大剂量使用具有较好的降低肌张力和抑制不自主活动的作用，为治震颤、痉挛之要药。

1.3 平肝息风，化瘀通络

肝肾阴虚，风阳上扰，肝风夹瘀，气血痹阻，则肢体震颤，缠绵日久不愈。

属肝风夹瘀痹阻脉络，方以天麻、钩藤、生铁落平肝息风，川芎、桃仁、红花活血化瘀，穿山甲、地龙、全蝎、蜈蚣搜风通络，南星化痰解痉，大黄开泄秽浊。

2. 诊疗特色

2.1 治风三法

先生诊治震颤麻痹注重"肝风"，治以息风，但执三法：

2.1.1 柔润平肝法

取"天麻钩藤饮"之意，用天麻、钩藤为主药。因肝为刚脏，非柔润不能调和，息风必用柔缓，切忌辛燥走窜，以防阴血复伤。柔缓之治，不外育阴填精，以虚风由脏阴内耗引起。故平肝息风用药宜柔，多取酸甘之类，酸能柔筋，甘能缓急。先生治肝必用大剂量白芍，旨在养血敛阴，柔肝平肝。

2.1.2 虫类剔风法

先生认为震颤麻痹多由肝风阻络，兼有痰瘀，非单纯草木之品所能祛之，必借虫类搜剔钻透，方能使络畅风平邪去正复。常用药物为全蝎、蜈蚣、僵蚕、地龙四虫。

2.1.3 活血养血法

先生取"治风先治血，血行风自灭"之意，故必用丹参、当归、川芎、莪术等活血养血之品。

2.2 开窍益智法

先生在诊治震颤麻痹时注意到，患者多属中老年，且往往伴有脑动脉硬化，许多患者因此出现智能退化，甚至痴呆。先生认为：人体的正常精神智力及行为有赖于脑功能的完善。因脑动脉硬化、震颤麻痹而导致脑功能减退或丧失时，即出现智能与人格的改变，临床可见注意、记忆、理解、判断、计算、定向和领悟力障碍，意向性思维能力减退，影响了生活质量，严重者可导致智残。

先生在治疗、控制震颤麻痹的同时，十分重视对患者的智力保护与提高。先生发现养心益肝补肾之法有一定的益智作用，用化痰开窍药则是必备之品，如菖蒲、远志、龙骨、枳实、竹茹等。先生尤为欣赏《千金方》中的孔圣枕中丹方中龟甲、龙骨、远志、菖蒲四味具有"通九窍，明耳目，益智慧，益心智，不忘，不老"等功能，加入益智仁，疗效更令人满意。

3. 用药心悟

3.1 四虫须合用

先生在诊治震颤麻痹时，擅长应用全蝎、蜈蚣、僵蚕、地龙等虫类药物。盖全蝎、蜈蚣为虫类药物中息风镇痉要药，且能化痰散结，两药作用相同，合用效力更著。所异之处，全蝎偏于辛平，蜈蚣偏于辛温。地龙咸寒能息风通络，僵蚕咸辛平，既能息风解痉，又有散结之功。四虫相配，确具镇痉、息风、豁痰之能。全蝎、蜈蚣不易溶于水，入煎效差，故宜研细粉制成胶囊吞服。

3.2 南星宜生用

天南星具有化痰散结、祛风定痉之功。由于其性温、苦辛有毒，具辛烈开泄之性，以至临床多顾虑重重而少用。同时，为减轻其毒性，常加以清水浸渍，姜、矾腌拌淘洗，直至入口无麻涩味为止。然先生认为：南星炮制后毒性虽减，其有效成分亦大为减少，药效明显降低。先生曾通过实验，证实生南星如直接与皮肤黏膜接触有毒副反应，但经煎煮后毒性基本消失，动物实验亦未见毒副反应。临床多用生天南星治疗震颤麻痹等症，常配合全蝎、蜈蚣、僵蚕、菖蒲、远志等，取其息风解痉之功，效果更好。

张沛霖

何梅光，段晓荣. 张沛霖老师针灸治疗震颤麻痹经验［J］. 针灸临床杂志，2006，22（11）：40.

导师张沛霖是延安医院主任医师，系国家级名老中医，从医五十余载，临床经验丰富，针灸临床主张辨病与辨证相结合的方法来进行治疗。笔者有幸跟师为徒，现将张老师临床运用辨病与辨证相结合的方法治疗震颤麻痹的经验介绍如下。

震颤麻痹又称为帕金森病，是一种全身锥体外系疾病，多发于中老年人，以肢体震颤，肌肉强直，运动减少及姿势障碍等为特征。西医辨病此病为脑黑质、苍白球和纹状体等锥体外系变性，与多巴胺不足及神经递质平衡失调等因素有关。

导师于1982年起对针灸治疗震颤麻痹就开始了研究，对震颤麻痹按中医辨证分型进行针灸治疗及临床观察，分为3种证型，即肝肾阴虚的强直型、气滞血瘀的震颤型和气血两虚的混合型。

1. 肝肾阴虚的强直型

主症：肢体强硬，筋脉拘急，抖动不已，眩晕，耳鸣，失眠，多梦，腰膝酸软，大便干结，舌体偏瘦，舌质暗红，少苔，脉细弦或沉弦。

辨证：肝肾阴虚引发手足大筋强直，不能敛阳而大筋失于濡养而挛急，手足六阳经气失于升发，出现强直姿势与特殊面容或机械样的不灵活的肢体功能，脉弦滑或弦细滑为病进，转缓弱为发病静止。

治则：滋补肝肾，育阴息风。

取穴：百会、头维、完骨、养老、阳池、跗阳、太溪，补阴泻阳。

如患者杜某，男，72岁，双手抖动3年，上臂伸肌与屈肌轻度张力增高，运动减少，面部表情板滞，四肢无力，语音不清晰，伴头晕目眩，上肢麻木，脉弦细长。取以上穴位针刺，用经穴激光刺入完骨，连续治疗5次即觉语言功能恢复，发音障碍消除，10次后，已能正常工作。

2. 气滞血瘀的震颤型

主症：上肢的指、腕关节，头部的口、唇、舌、下颌等有固定的震颤，并有固定部位的麻木胀痛，舌质暗或有瘀斑，脉细涩。

辨证：气滞血瘀，血不养筋，手足六阳终不相顺接，因阴不敛阳，而手足六阳经气气滞而阴筋缪阳筋急，间断出现静止性肢体震颤，臂内臂外筋膜张力增加，有眩晕、耳鸣、失眠、腰膝酸软，舌体偏瘫，舌质暗红，脉细弱为轻，偏弦细数为病情加重。

治则：活血化瘀，兼补肝肾。

取穴：百会、通天、络却、阳池、外关、阳谷、中渚、悬钟、曲泉，太溪以经穴激光刺入泻实为主。

曾治刘某，女，58岁，双手抖动2年，手指如搓丸样颤，头摇动，下肢行走不稳，曾作CT检查示：右侧脑腔隙性脑梗死，大脑供血不足。此因血行受阻于上，脑失血养，采用上述穴位治疗10次，震颤减少，治疗20次行走自如。

3. 气血两虚的混合型

主症：得病时间较久，产生精神倦怠，四肢无力，大多数震颤与强直程度较重，并有头晕目花，舌质淡胖，脉细弱。

辨证：血虚失荣于脑，或虚为脑萎，头晕目花，跷维已失引导，经气上行受阻，经气已累及冲任督带为病。

治则：养血益气，息风活络。

取穴：风池、天柱、后顶、通天、列缺、照海，益气用气海、关元，廉泉、承浆按证选用。

患者胡某，男，69岁，右上肢抖动7年，四肢麻木、无力，伴头昏，服用左旋多巴与安坦等无效，有高血压病史20年，脉细弱，经治疗4次，抖动有所减轻，治疗29次症状明显好转。

按语：震颤麻痹属中医"震颤""痉病"范畴，本病多发于中老年人，以肢体震颤，肌肉强直，运动减少及姿势障碍等为特征。

导师针灸治疗震颤麻痹着重从肝肾入手，以治风先治血，血行风自熄的原理，重在育任脉、冲脉之阴，调养肝肾。肝肾虚重在阴损，阴损调治的难度在如何引阴血入络脑，导师采取升六经之阳引阴血入络脑，配合督脉升阳与任脉育阴交替运用。

周绍华

王毅，姚艳妮．周绍华治疗震颤麻痹经验［J］．中西医结合心脑血管病杂志，2006，4（11）：1027-1028.

震颤麻痹，中医称"震颤""颤证""颤振""振掉"，是中枢神经系统变性疾病。以震颤、肌强直及运动减少为其主要临床特征。中国中医科学院西苑医院神经内科周绍华研究员治疗该病选方用药独特，临床每获良效，现介绍如下。

1. 证治特点

1.1 气血两虚

主要证候见肌肉强直，筋脉拘紧，震颤一般上肢较重，四肢无力，运动减少，慌张步态，书写困难。伴有气短自汗，倦怠乏力，头晕眼花，表情呆滞，舌质淡，舌体胖有齿痕，苔薄白或薄黄，脉细无力。

治宜益气养血、息风定颤。

方以《证治准绳》定振丸加减。药用天麻10g，秦艽10g，全蝎10g，熟地30g，生地30g，当归12g，川芎12g，白芍12g，防风10g，荆芥6g，白术12g，黄芪30g，威灵仙12g。失眠加酸枣仁、远志、生龙齿；便秘加肉苁蓉、大黄。

1.2 肝肾不足，血虚风动

主要证候见筋脉拘急，肌强直，震颤，静止时明显，情绪激动时加剧，随意运动时可减轻或暂时消失，运动减少可有书写困难，表情漠然。伴有头晕耳鸣，失眠多梦，急躁易怒，腰酸腿软，肢体麻木，行走时头与躯干向前倾，步小而快，口燥，咽干不思饮，舌红少苔，脉弦细或细数。

治宜滋肾柔肝，息风定搐。

方以大定风珠加减，组方白芍 30g，阿胶 10g，醋鳖甲 30g，生地 30g，麻仁 10g，五味子 10g，生牡蛎 30g，麦冬 12g，蜈蚣 3 条，僵蚕 15g，全蝎 6g，当归 12g，鸡子黄 1 个（冲服）。舌质暗或有瘀点加赤芍、红花。

1.3 脾虚湿聚，痰热生风

主要证候见肌肉强直，筋脉拘急，震颤，面部表情呆滞，躯干及颈肌强硬，运动减少，慌张步态，书写困难，咀嚼、吞咽、说话等运动也可发生障碍。伴有胸脘满闷，食少腹胀，或咯痰，倦怠乏力，口干便溏，舌体胖有齿痕，苔黄腻，脉弦滑而数。

治宜健脾化痰，清热息风。

方以涤痰汤加减。药用法半夏 12g，陈皮 10g，茯苓 30g，生甘草 10g，炒枳实 12g，胆南星 12g，党参 15g，石菖蒲 12g，远志 12g，竹茹 10g，黄芩 12g，僵蚕 15g，全蝎 6g，蜈蚣 3 条。大便溏薄加山药、炒白术；痰多加橘红、天竺黄、川贝；血虚加熟地、当归。

2. 讨论

震颤麻痹多发生于中老年人，中医认为年老气阴衰败，阴亏则阳盛，风从阳化，阴虚则生热，热极生风，肝风内动则肢体震颤。本病以虚为主，主要在肝、肾、脾三脏，同时虚中夹实，兼有风、痰、瘀实邪。因此治疗用药时在上述各型中凡出现咀嚼、吞咽、说话等运动障碍时，均可加生黄芪、党参、人参、旋覆花、麦冬等益气养阴、降逆之品。

本病病程较长，属慢性疾病，以肝肾不足、阴血两亏为其本，而阴血难以速生，为此周老师常常在用中药汤剂取得明显疗效后，改用作用缓和的蜜丸以缓图，药证吻合，因而效果满意，病情稳定。

郑绍周

张保平，姜秀云，金杰．郑绍周辨治震颤麻痹的经验［J］．中国医药学报，2003，18（4）：221-222．

震颤麻痹又称帕金森病（Parkinson's disease），是中老年人一种较常见的神经系统疾病。其主要病理变化是黑质及黑质纹状体通路变性，多巴胺与乙酰胆碱系统及组织胺与5-羟色胺等单胺类神经递质系统内部平衡破坏。其临床表现为震颤、肌强直、运动减少等。原发性震颤麻痹的病因至今尚不清楚，继发性多见于脑炎、多发性脑梗死、低血压休克、肝豆状核变性等病后。

本病属中医学"颤振""振掉""振"等范畴，发病以中老年居多，常随年龄增加而递增。故王肯堂《证治准绳·杂病》论曰："颤振……此病壮年鲜有，中年之后乃有之，老年尤多。"一般多在五十岁以后，缓慢发病，头摇、肢颤、手指呈搓丸样颤动，甚则不能持物，肢体强直，举动迟缓，走路呈慌张步态，表情淡漠。西医治疗效果不理想，而用中医辨证论治可提高疗效。郑绍周先生行医数十载，对本病有独到的见解，现将其对本病的辨治体会概括如下。

1. 肝肾亏虚，风动振摇

本病多发于老年人，四十岁以下发病者少见。《素问·阴阳应象大论》谓："年四十而阴气自半也，起居衰矣；年五十体重，耳目不聪明矣。"人过中年，肝肾阴气自然衰减，更兼劳顿、色欲之消耗，而致阴精虚少，形体衰败。再者高年人常多病重叠，或久病及肾，致使肝肾虚损。

肝藏血而主筋，肾藏精而主脑髓，肝肾乙癸同源。肝肾阴虚，精血亏少，筋脉失濡则肢体颤振、肌肉挛急而强直；脑髓失养则神失所荣，身失主持而失灵。阴虚阳盛，水不涵木，筋脉失养，阴虚于下，阳亢于上，化而生风。故本病肝肾阴虚、风动振摇者多见。

治宜滋养肝肾，息风镇痉。

方用大定风珠加减。

药用天麻、钩藤、全蝎、蜈蚣、生地黄、麦冬、白芍、阿胶、鸡子黄、生牡蛎、生龟甲、生鳖甲、羚羊角。

方中天麻、钩藤、全蝎、蜈蚣镇痉息风；生地黄、麦冬、白芍滋阴柔肝；阿胶、鸡子黄滋养阴液；牡蛎性寒，生用可益肾养阴，平肝潜阳，龟甲滋阴潜阳以滋阴凉血为主，性凉可收敛肝热，并可补肾强骨，滋肝荣筋；鳖甲入肝退热，平肝潜阳；羚羊角清泻肝火，平肝息风。全方可滋阴潜阳、平肝息风镇痉，风定则振摇即止。临床验证本方对肝肾亏虚、风动振摇型震颤疗效较佳。

2. 气血虚弱，筋脉失养

年老体衰，气血素亏，或久病体虚，气血虚衰，或五脏虚损，致使气血生化亏乏。气血不足，筋脉失养，日久血虚风动，致使颤震。《医学原理·痉门论》云："有气虚不能引导津血以养筋脉而致者；有因津血不足，无以荣养筋脉而致者……有因真元本虚，六淫之乘致血不能荣养者。虽有数因不同，其于气血有亏，无以荣养筋脉有关。"高鼓峰等在《医宗己任编》中论曰："大抵气血俱虚，不能荣养筋骨，故为之振摇，而不能主持也。"再者肝藏血，主风，肝病则血病而致筋脉失养，筋病则致掉眩、强直之类症状无所不至。

治以大补气血，养筋定颤。

方用十全大补汤加减。

药用人参、黄芪、茯苓、当归、白芍、熟地黄、白术、桂心、炙甘草、天麻、钩藤、全蝎、羚羊角、丹参、鸡血藤。

方中人参、黄芪、白术、炙甘草补益元气，且人参能提高衰老神经系统的功能，延长衰老神经细胞的存活时间，增强体质，使身体对多种致病因子的抗病力增强；当归、白芍、熟地黄补血养血，丹参、鸡血藤养血活血通经络，以防气血得补而壅滞；桂心、茯苓温脾祛湿，以健后天之本，辅以天麻、钩藤、全蝎、羚羊角镇痉息风，则震颤麻痹之症可除。

3. 痰浊阻络，经脉失约

痰由湿所化，多由素体肥胖，痰湿过盛；或恣食肥甘，大量饮酒，痰湿内蕴；或饮食劳倦，内伤脾胃，水湿停蓄；或因年老体衰，肺脾肾三脏虚弱，脏腑功能失调，以致阳气不足，气运乏力，水湿停聚为痰。如遭外风袭扰或内风暴张，风痰互结肆虐，阻滞经络，流注四末，筋脉失约而病颤。明•楼英《医学纲目》曰："诸禁鼓栗，如丧神守，皆属于热。鼓栗亦动摇之意也，此症多由风热相合。……亦有风夹湿痰者。"

治宜豁痰通络，息风定颤。

方用导痰汤加减。

药用半夏、天南星、枳实、茯苓、橘红、甘草、竹沥、天麻、钩藤、丹参、赤芍、郁金等。

方中半夏、天南星、枳实、天麻、钩藤燥湿化痰，平肝息风，竹沥清痰热；橘红、茯苓理气健脾渗湿；佐少许丹参、赤芍、郁金以活血化瘀，养心安神，一则通过养心安神可减轻病人的心理负担，二则中医认为"血不利则为水"，通过活血化瘀以除水湿。

总之，本病属本虚标实。本在肝肾不足与气血亏虚，标在内风痰瘀。治疗当以培补肝肾、补益气血、化痰通络作为基本大法，权衡标本主次，据此立方遣药。

一般而言，震颤较甚，风象为著者，宜着重平肝息风，治标为主；震颤不甚者补虚为要，着重滋补肝肾或补益气血。其次当辨风、痰、瘀的兼夹与主次，适当兼顾。再者本病多属内伤积损而来，又常有多病重叠，治疗颇费时日，既要有方有守，不能频更方法，又应随时详审病机，辨证论治，灵活变通，方可取得卓效。

章真如

姚英英. 章真如治疗震颤麻痹验案 [J]. 湖北中医杂志，1998，20
（6）：43.

震颤麻痹又称帕金森病，好发于中老年人，属中枢神经系统变性疾病。震颤麻痹综合征由多种病因所致，如脑动脉硬化、颅脑损伤、基底节肿瘤，有关药物（一氧化碳、二硫化碳、锰、汞、利血平、吩噻嗪类及抗抑郁药等）中毒，均可引起类似震颤麻痹的临床表现和病理改变。病人主要表现为震颤，肌肉强直，动作缓慢。如治疗不及时，最终可导致病人痴呆。

章老认为，肌肉强直、震颤，大多数是肝风内动所致，中医应属"痉病"。此证在壮年多属热极生风；若在病后或老年，多属血液衰少，血虚风动，治当缓肝之急以息风，滋肾之液以驱热。此患者长期从事脑力工作，思虑过度必然伤及心脾，致气血失养，气虚血少，故筋络失养，发为震颤。脾主肌肉四肢，脾虚则四肢活动欠利。

章老治疗此病分三个阶段。第一阶段益气化瘀、镇痉安神，方用补阳还五汤加僵蚕、全虫等药；第二阶段益气养血，方用黄芪桂枝五味汤加减；第三阶段镇肝息风，方用镇肝息风汤加减。

杜 建

陈立典. 杜建教授应用六味地黄汤治疗老年病的临床经验［J］. 福建中医学院学报，2005，15（2）：18-19.

帕金森病是老年人的一种常见病。它的主要表现是震颤、强直、运动缓慢及姿势障碍等。

杜建教授认为本病病机为肝阴不足，肾精不充，筋脉失于濡养所致。肝主筋，肝血不足则筋失柔润。肝为风木之脏，以血为体，以气为用，体阴而用阳，体柔而性刚，主升主动，且为少阳相火寄居之地，全赖肾水以涵之，血液以濡之，肺金清肃下降之令以平之，脾之土气以育之，则刚劲之质得柔和之用，遂条达疏泄之性。若因精血衰耗，水不涵木，木少滋荣，肝阳偏亢，必致虚风。

在治疗方面，杜建教授认为肝为刚脏，非柔润不能调和，治当息风和阳柔缓之治，应当平补肝肾，育阴填精，反对使用祛风通络。用药取甘寒、酸甘之类，酸能柔筋，甘能缓急。肾水不充者借之厚味填补，阳亢风动者佐以介类潜藏。滋水涵木，濡血柔肝，佐金制木，培土养肝，并加活血化瘀。杜建教授常用六味地黄汤和二至汤加味。

六味地黄汤治疗老年性疾病的理论依据：杜建教授认为，老年病的病机特点为一方面阳非有余，另一方面，阴常不足，在病理上类似小儿"易虚易实，易寒易热"。

易虚是指脾肾阳虚，肝肾阴虚，气血不足；易实是指气虚导致血瘀，湿阻痰阻；易寒是指脾肾、心肾虚寒；易热指肝肾阴虚导致的虚热、虚火，而非实热、实火。所以老年病的用药特点在补益方面要平补肝肾，如果补阴填精太过寒凉药易伤阳腻脾；如果补阳壮阳太过，温热药易伤阴动火。同时，针对老年人多有血瘀湿阻痰阻，在平补肝肾的同时，兼顾活血通脉，祛湿化痰。

六味地黄汤正适合老年人的生理病理特点，全方组方严谨，以熟地黄滋肾补精为主，辅以山茱萸养肝肾而涩精，山药补脾肾而固精，又配以泽泻泄肾浊以防熟地之滋腻，牡丹皮泻肝火，茯苓渗脾湿以助山药之益脾。三补三泻，以补为主，滋补而不留邪，降泄又不伤正。诚如柯韵伯《名医方论》所云："滋化源，奉生气，天居其所矣，壮水制火，特其一端耳。"同时从祛邪的角度看：牡丹皮清肝火凉血活血，茯苓健脾利湿，泽泻泄热利水，脾健水湿去而痰饮自消。本方对老年人可谓标本兼治。

六味地黄汤也是现代药理研究较为广泛深入的方剂之一。概括起来六味地黄汤具有调节机体代谢作用，对正常和病理状态下机体糖、血脂、蛋白质、核酸和无机元素钾、钠、钙、磷等的代谢或合成均有一定的调节作用；有增强应激能力，调整微量元素，改善内环境作用；有清除自由基，抗氧化，延缓衰老作用；有增强免疫功能；在肿瘤防治和配合化疗减轻毒副作用方面，六味地黄汤能减轻对肝肾的病理性损伤，提高肝细胞糖原含量，调节肝脏酶的活性，从而改善肝肾功能，增强机体对放疗、化疗毒副作用的耐受力和抗病能力；此外，尚有保护肝肾功能，改善心脑血管及血液系统作用；影响内分泌，对下丘脑－垂体－性腺轴和下丘脑－垂体－肾上腺轴均有明显的作用。现代研究成果，也为六味地黄汤在老年病中的应用找到了部分的实验依据。

蔡晶.杜建教授诊治老年病经验撷萃［J］.中华中医药杂志，2006，21（4）：231-232.

杜建教授曾诊治一位帕金森综合征患者。当时该患者年近60岁，在综合性医院确诊为"帕金森病"。初来就诊时仅有两手不自主颤抖一症，既无腰酸腿软、遗精遗尿，也无心烦急躁、头痛耳鸣等兼夹症状，舌淡红，苔薄白，脉缓，亦属正常舌脉，似乎是无证可辨。

杜建教授却依据帕金森病的发病原因在于中枢神经系统黑质-纹状体变性，多巴胺能神经元坏死，从中医学角度认识即是肾精不足、脑髓空虚，拟定了临床治疗原则——补肾填精、益髓通窍定颤。

方药以六味地黄丸为主，加入重剂补益肾精之品，如枸杞子、女贞子、淫羊藿、杜仲、菟丝子、山药等，酌加通窍定颤药如丹参、赤芍、地龙、龙骨、牡蛎、全蝎、僵蚕等。该患者坚持服用杜建教授中药，发病已逾十年，生活仍能基本自理，思维、智力也保持较好，而且西药用量很低。因美多巴过敏，从未应用过美多巴，至今仅用金刚烷胺每日1片。

而同为帕金森病，杜建教授曾诊治另一患者，所用方剂却有较大不同。该患者舌苔厚腻，晨起咳嗽痰多。杜建教授对于这例患者则采取了辨证论治，给予涤痰汤加减治疗，也取得了一定效果。

施延庆

施孝文.施延庆治疗震颤麻痹经验［J］.中医杂志，2003，44（7）：502.

施延庆主任中医师是全国首批500名学术经验继承的名老中医之一，

施老擅长温针疗法，在治疗疑难杂病中独树一帜。历年来施老以温针治疗震颤麻痹症数十例，取得很好的疗效，今介绍于下，供同道参考。

1. 病因病机

震颤麻痹又称帕金森病，是以进行性运动徐缓、肌肉强直及震颤为特征的病症，多发于中老年人，60 岁以上的人口中可达 1%，是一种较常见的神经系统变性疾病，属中医"颤振""痉病"等范畴。

施老以中医针灸治疗该病疗效确切。他认为该病多为本虚标实，气血亏虚，与肝肾脑关系密切，是阴阳失去平衡，督脉调控失职而致。督脉入络于脑，这与现代医学认为是脑部的病变也相符。脑为髓海，肾藏精生髓，脾胃功能减弱，生化之源亏虚，精血不足，肝肾脑海难充。脾主肌肉，四肢肌肉失于濡养，可致肝风内动，肢体震颤。

督脉为阳经之海，治疗上调节阴阳要注重督脉，扶正、调补肝脾肾要从脾胃入手。健脾胃，实后天之本，气血化生有源，肌肉四肢得养，精血充盈，肝肾得补，生髓填精充脑，脑功能改善，震颤、肌肉强直之症可祛除或缓解。

2. 治疗方法

取穴：风池、风府、大椎、身柱、百会、四神聪、合谷、太冲、地机。

加减：上肢震颤、僵硬者，加曲池、手三里、外关；下肢震颤、僵硬者，加阳陵泉、足三里、三阴交；其他如有口唇震颤等随症加减。

风池、风府、大椎、身柱及四肢穴位均以 1.5 寸毫针刺入得气后温针，留针 30 分钟。百会、四神聪等穴位均平刺，四神聪向百会方向平刺 0.8 寸，紧持针柄抽动，使得气后留针 30 分钟。针后，大椎及四肢肌肉丰厚处加拔火罐 10 分钟。每周针治 2 次，15 次为 1 个疗程，视病人体质情况或休息 1 周或继续针治。温针治疗后，如原来服用药物者，继续服用，2 个疗程后可视病情改善情况适当减少药量。

由于该病难于治愈，必须坚持针治 2 个疗程以上，针后各种症状一般均可明显改善，有的震颤、僵硬等症状基本解除而为临床治愈。

3. 体会

督脉之百会穴系手、足三阳和足厥阴肝经之会穴；大椎穴乃诸阳之海，七脉之会；身柱为督脉之脉气所发。重用督脉要穴，再合四神聪可醒脑，兴奋元阳，改善脑部功能。合谷、太冲合称"四关"，一为阳经原穴，一为阴经原穴，基于阴阳相交之理，有镇静之功。风池、风府，祛风益脑。足太阴脾经之地机能调摄脾胃、助长中气、镇抑痉颤，病家针后即觉肌肉僵硬缓解，行动有轻快之感。

施老认为，该病正气不足，阴阳失调，要以扶正气、调阴阳为主，因其病位在脑，症状表现在肢体，取头部腧穴以调节脑部功能，用四肢穴位来改善肢体活动状态，这样头部穴位与局部取穴相结合可相得益彰。再以温针增加温补和活血通络之力，"血行风自灭"，血脉通畅有利于震颤、僵硬症状的改善。

裘昌林

孙奇，邵亦莲，裘昌林．裘昌林治疗帕金森病经验［J］．浙江中医杂志，2010，45（8）：552.

裘师认为，临证之时，要分清证型，辨明标本虚实。故裘师临床上将帕金森病分肝阳化风、风痰上扰、瘀阻血脉、阴血不足、气血两虚、肝经湿热六型。其中肝阳化风、风痰上扰两型在治疗过程中效果显著。

肝阳化风型：若见肢体强直，震颤较剧，同时伴有眩晕耳鸣、头目胀痛、烦躁易怒，舌红、脉弦细者，为肝阳上亢证。

此类病人以实证为主，治以平肝息风、补益肝肾，方用天麻钩藤饮加减，佐以全蝎、地龙祛风解痉，熟地、萸肉滋补肝肾，木瓜、伸筋草舒经活络，龟甲、葛根益阴生津。裘师治疗此类病人在驱邪的同时，还强调平补肝肾，乃以补而不腻之熟地、萸肉为佳。

风痰上扰型：若见震颤头摇、手不能持物、动作迟缓、胸脘痞闷、口角流涎，舌红苔腻、脉弦滑数者，为风痰上扰。

治以祛风导痰，方用导痰汤加减，佐以瓜蒌、桔梗清化热痰，厚朴、砂仁化湿和胃，鸡内金、谷芽、麦芽消食健脾。裘师认为，"脾为生痰之源"，故在化痰的同时要健脾行气，做到驱邪并且清源。此外，若见湿阻中焦者，裴师常用佩兰、藿香行气化湿；痰闭清窍者，菖蒲、远志开窍醒神；气血瘀阻者，川芎、丹参活血化瘀；肾阳不足者，巴戟天、肉苁蓉温补肾阳。

熊辅信

胡剑秋，云华，范宏涛，熊辅信．熊辅信主任治疗震颤性麻痹的思路[J]．云南中医中药杂志，2005，26（2）：4-5.

熊辅信主任从事临床40年，经不断地观察总结认为：震颤性麻痹多发于老年人，且病程缠绵难愈为其特点。人过中年，肝肾阴气自然衰减，若摄养不慎，极易造成肝肾阴虚，肝木失养，疏泄失权，气机不畅，气滞久而血凝成瘀；或因气血亏虚，气虚无力推动血行而失运，血行迟缓，血滞而涩致瘀阻脉道；或肥胖之人，痰湿阻滞，气机运行不畅，滞而成瘀。

以上各种原因均可导致瘀血阻滞，脉络不通，血行不畅，筋脉失于濡养而出现肢体颤动、屈伸不利，也即中医"久病入络"之理论。熊辅信主任还认为：本病为"本虚标实""虚实夹杂"之证，正气亏虚为其本，瘀血阻络为其标。

根据以上病因病机，治疗上熊辅信主任主张采用益气活血通络之法，用补阳还五汤加味治疗，具体用药为：黄芪40～60g，地龙、桃仁、红花各10g，当归15～20g，赤芍、川芎各12g，全蝎6g，厚朴12g，薏苡仁、丹参、葛根各30g，羌活、炙甘草各10g。

其中重用黄芪以补气，使气旺能推动血行，祛瘀而不伤正，为方中主药。辅以当归、川芎、赤芍、桃仁、红花、丹参活血化瘀。地龙、全蝎祛风止痉，活血通络，为祛风之要药。厚朴味苦辛，性温，《别录》曰："温中益气，消痰下气。"《珍珠囊补遗药性赋》："可升可降。"《珍珠囊》："苦，阴中之阳。"配薏苡仁健脾燥湿。《本经》："主筋急拘挛，不可屈伸，风湿痹，下气。"羌活祛风湿，利关节，《本草正》曰："能入诸经，太阳为最。"《药品化义》："属阳中有微阴""能升能降"。葛根解肌生津，《珍珠囊》："纯阳。阳明经之本药也。"《主治秘要》："味甘性寒，气味俱薄，体轻上行，浮而微降，阳中阴也。"甘草和中缓急，调和诸药。全方配伍共奏益气、活血、通络，兼以祛风除痰之功。

张 璐

张民庆，王兴华，刘华东．张璐医学全书［M］．北京：中国中医药出版社，1999：200-201.

经云：寒气客于皮肤，阴气盛，阳气虚，故为振寒寒栗。深师曰：振乃阴气争胜，故为战；栗则阳气不复，故为颤。骨者髓之府，不能久立，行则振掉，骨将疲矣。颤振与瘛疭相类，瘛疭则手足牵引，而或伸或屈；颤振则但摇动而不屈也，亦有头动而手不动也者，盖木盛则生风生火，上充于头，故头为颤振，若散于四末，则手足动而头不动也。经曰：诸风掉眩，皆属于肝。若肝木实热，泻青丸；肝木虚热，六味丸；肝木虚弱，逍遥散加参、术、钩藤。夹痰，导痰汤加竹沥。脾胃虚弱，六君子汤加芎、归、钩藤。卫虚多汗恶寒，加黄芪二钱，附子五分。脾虚，补中益气加钩藤。心血虚少而振，平补振心丹。心气虚热而振，本方去肉桂、山药、麦冬、五味，加琥珀、牛黄、黄连，名琥珀养心丹。心虚夹痰而振，本方去龙齿、肉桂、山药、麦冬、五味，加琥珀、川芎、胆星、麝香、甘草，为秘方补心丹。心虚夹血而振，龙齿清魂散。肾虚而行步振掉者，八味丸、十补丸选用。实热积滞，可用汗吐下法。戴人治马叟，手足振掉，若线提傀儡，用涌法，出痰数升而愈。此必痰证痰脉，而壮盛气实者，不可不知。

【诊】颤证之脉，小弱滑缓者可治，虚大急疾者不治，间有沉伏涩难者，必痰湿结滞于中之象。凡久病脉虚，宜于温补；暴病脉实，宜于峻攻。若久病而脉反实大，暴病而脉反虚弱，决无收功之理也。

挛

《内经》言：挛皆属肝，肝主筋故也，有热有寒，有虚有实。热挛者，经所谓肝气热则筋膜干，筋膜干则筋急而挛，六味丸加牛膝、当归之类。因于湿，首如裹，湿热不攘，大筋挛短，小筋弛长，挛短为拘，弛长为痿，先搐瓜蒂散，次予羌活胜湿汤。虚邪搏筋，则筋急，五积散。血虚则筋急，增损四物汤。剧劳筋脉拘急，疼痛少眠者，黄芪丸，更于暖室中近火按摩为佳。虚风袭于经脉，手足拘挛，屈伸短缩，腹痛，爪甲唇俱青，转筋，不思饮食，甚则舌卷囊缩，木瓜散。拘挛瘫痪，口角㖞斜，骨节疼梭，行步不正者，舒筋三圣散。痹湿筋挛骨痛者，续断丸。误汗漏风，筋挛缩急，或方士用木鳖发汗，见风筋脉拘挛者，并宜桂枝汤倍桂加归、附。病初起者，分表里治。如戴人用甘遂末三钱，豚猪肾一枚，细劈破，少用盐椒淹透，掺药末在内，荷叶包裹煨熟，温酒细嚼，则上吐下泻而愈。

王瑞海

王瑞海．震颤证临床治疗概述［J］．山东中医杂志．1990，9（1）：57.

阴虚阳亢型：平肝潜阳，养阴息风。一贯煎（沙参、麦冬、当归、生地、枸杞子、川楝子）合羚角钩藤汤（羚羊角、桑叶、川贝、鲜生地、钩藤、菊花、白芍、生甘草、鲜竹茹、茯神加减）。

血虚生风型：补肝养血，柔肝息风。四物汤（当归、白芍、川芎、熟地）或人参养荣汤（白芍、当归、陈皮、黄芪、桂心、人参、白术、甘草、熟地、五味子、茯苓、远志）加减。

气虚血瘀型：益气养血，活血通络。归脾汤（白术、茯神、黄芪、龙眼肉、酸枣仁、人参、木香、炙甘草、当归、远志）或补阳还五汤（生黄芪、当归尾、赤芍药、川芎、桃仁、地龙、红花）加减。

气滞血瘀型：疏肝解郁，活血化瘀。通窍活血汤（赤芍药、川芎、桃仁、红花、老葱、生姜、大枣、麝香、黄酒）合逍遥散（柴胡、当归、白芍、白术、茯苓、炙甘草、薄荷、煨生姜）加减。

脾肾亏虚型：偏阳虚温肾健脾，金匮肾气丸（桂枝、附子、熟地、山茱萸、山药、茯苓、丹皮、泽泻）合香砂六君子丸（木香、砂仁、陈皮、半夏、党参、白术、茯苓、甘草）加减，或真武汤（炮附子、白术、茯苓、芍药、生姜）加减；偏阴虚益肾健脾，杞菊地黄汤（熟地、山茱萸、山药、泽泻、丹皮、茯苓、枸杞子、菊花）合三仁汤（杏仁、滑石、白通草、白蔻仁、竹叶、厚朴、生薏苡仁、半夏）。

痰浊湿滞型：涤痰通络，涤痰汤（半夏、橘红、茯苓、甘草、枳实、竹茹、南星、石菖蒲、人参、生姜）加减。

总结出治颤用药规律：以下药物宜重用至30g，珍珠母、地黄、白芍、钩藤、黄芪及制附子等。

潘澄濂

潘澄濂. 震颤麻痹病的证治探讨 [J]. 浙江中医杂志，1990（11）：483-484.

肯堂说：此病壮年鲜有，中年之后乃有之，老年尤多。夫老年阴血不足，少水不能济盛火，极为难治。又说：颤，摇也；振，动也。筋脉约束不持，而莫能任物，风之象也。张路玉说：颤振与瘛疭相类，瘛疭则手足牵引而或伸或屈，颤振动而不屈也，显有区别。由此可见，震颤麻痹病的临床表现，以四肢颤震，肢体强直，举动迟钝，特别是面容表情淡漠，呈"面具脸"，手指呈"搓丸样"颤动，走路呈"慌张步态"等，为其特征。

基于上述病因和症征，结合临床实践，大致分以下几证而论治。

1. 水不涵木，肝风自动证

主要以常有面部烘热感，面容表情淡漠，一侧上肢颤动，持物或写字更觉明显，然后延及两侧，步履缓慢，大便常秘结。舌苔中黄、舌尖质红，脉象弦数。本证临床上较为多见，一般可有血管硬化史。

《内经》曰："诸风掉眩，皆属于肝。"又曰："肝，一阳也，心，二阳也，肾，孤脏也。"古人认为一水（指肾阴）不能胜二火，于是木夹火势而寡于畏，反侮所不胜，直犯无惮。意思是说肝风的内动，是由于肾水之不足，气血平衡失调所致。

根据这些理论，对本证的治疗，以养阴息风、活血清火法，选大补阴丸合独活汤加减。取龟甲、地黄以滋阴，独活、防风以息风（独活含东莨菪碱，能抗乙酰胆碱，与西药安坦有类似作用），知母、黄柏以清火，当归、川芎以活血，全蝎、僵蚕以镇颤。旨在滋水制木，调和气血。

2. 风痰阻络，肢节颤痹证

主要呈面具脸，表情淡漠，说话不流利，肢节强直疼痛，颤震较剧，持物困难，行走缓慢，足跗浮肿。舌苔白腻，脉象弦细。本证应与风湿性关节炎作鉴别诊断。

对本证的治疗，是依据陈良甫治风先治血，血行风自灭的理论，以活血通络，息风祛颤法，选用秘方定振丸（《准绳》方）加减，取芎、归、芍、地之养血活血，独活、威灵仙之祛风宣痹，竹沥、胆星之涤痰，僵蚕、钩藤之通络，组成为基础方，使能养血和营不碍胃，祛风涤痰不伤津。

3. 心神虚弱，意识迟钝证

精神抑郁，表情淡漠，时悲伤欲哭，词不达意，肢体颤震强直，动作缓慢，甚或大小便不能控制。舌苔中后黄浊、边尖质红，脉象弦数。本证多见于病史较长、年龄较高的患者。

《内经》曰："心主神。心，神之舍也。神不足则悲。"故心神虚弱之证，多伴现意识迟钝，或悲恐无常。对其治疗，以养心宁神为前提，补益气血为基础。选《准绳》补心丸加减，取人参、地黄、当归、川芎之益气补血；茯神、柏子仁、酸枣仁、琥珀之养心宁神；菖蒲、远志麝香（或以苏合香、灵猫香代）之益智开窍。也是体现局部与整体相结合的方剂。

李 彬

李彬，冯毅，周德安. 真武汤加减治疗帕金森病 32 例临床观察 [J].
中国中医药信息杂志，2006，13（11）：73-74.

对于帕金森病的治疗，有些学者从肝、从风论治，因为"诸风掉眩，皆属于肝；诸暴强直，皆属于风"；有些从肝肾不足、气血亏虚以致"不能荣养筋骨，故为之振摇，而不能主持也"（《医宗己任编》）的角度来滋补肝肾、补益气血；也有学者从夹风、痰、热、血瘀的角度，施以清热、祛风化痰、活血化瘀之法。以上治法均取得了一定的疗效。笔者在临床中也多有应用，但近期却发现，在治疗帕金森病时，若投以真武汤加减，疗效更为显著。

真武汤出自《伤寒论》，为温阳化气利水的代表方剂。以四肢沉重或浮肿、小便不利、苔白不渴、脉沉为辨证要点。而帕金森病患者发病时虽以头或肢体震颤、项背僵硬、四肢拘痉、动作减少为主症，但常伴头晕、畏寒肢冷、感觉异常、小便频数、多汗，又常因为肌肉僵直而引起肢体疼痛、因为活动减少而出现下肢肿胀等，与真武汤主症极为相似，正如《伤寒论》在论及真武汤条时所云"头眩，身𰃤动，振振欲擗地，真武汤主之"及"四肢沉重疼痛……真武汤主之"等。

帕金森病多在中年以上发病，患者从中年到老年，体内肾精由亢盛逐渐衰减，肝肾阴亏而精血俱耗，以致筋脉失于濡养，发为"震颤"。阴损及阳，阳虚不能化气行水，水气泛滥，上犯清阳，故可见头目昏眩；阳气运化不利、不能温煦四肢，故肢冷兼四肢沉重。

《素问·生气通天论》云："阳气者，精则养神，柔则养筋。"今阳气虚不能温煦筋脉肌肉，同时筋脉受水气浸渍，故筋肉跳动，全身颤抖，有欲倒于地之势。病属阳虚水泛，故用真武汤温阳化水。盖水之所制在脾，水之所主在肾，故欲利水当先温肾。

真武汤原方是以附子大辛大热、入肾经、温肾壮阳、化气行水为主，而本法却重用白芍为君药。白芍酸苦微寒，属阴药，其既能制姜附之辛燥，又能敛阳和营，固护阴液，使其温阳散水而不伤阴，并能疏肝止痛、柔筋活血、养阴利水、通利小便，以决水湿壅滞。现代药理研究也证实，白芍确有松弛肌肉和抗痉挛作用，故重用白芍可减少肢体震颤、改善肢体痉挛；白术为臣，甘苦微温，健脾燥湿，使水有所制；茯苓性味甘淡而平，淡渗利水，佐白术健脾，于制水之中利水；再配以辛温之生姜，既可协附子温阳化气，又能助茯苓、白术温中健脾。诸药合用，共成暖肾健脾疏肝、温阳化气利水之剂。

本观察结果显示，以真武汤为主治疗帕金森病有效缓解和控制震颤、僵直等主要临床症状，还使其临床伴随症状也得到了相应改善，明显提高了患者的生存质量。另外，本观察结束后，追踪观察3个月以上，结果患者病情均平稳，说明以真武汤为主治疗帕金森病疗效较为持久。观察期间，未发现明显不良反应。

医　　案

王永炎

王永炎，蒋达树，侯力娜，等．中医药治疗震颤麻痹综合征 35 例疗效观察［J］．中医杂志，1986，8：22-24.

例 1　赵某，男，59 岁，工程师，病历号 20603。

自 1973 年起双手震颤，尔后逐渐加重已 5 年。入院时检查：双手静止性震颤不能自制，幅度中等，程度中等，写字可见明显的震颤线条，影响工作、生活，生活自理能力差。双手震颤始动时间 2.5s。兼有头晕眠差，心胸闷痛，汗多。舌质暗有瘀点，舌苔根黄腻，右脉弦滑，左脉弦滑细。

中医诊为痰热动风证，治用清化痰热、养血活血息风。

处方：全瓜蒌 30g，胆南星 10g，竹沥 30g，钩藤 15g，天麻 10g，珍珠母 30g（先煎），丹参 15g，赤芍 10g。另选用羚羊角粉 1.5g，随汤药分 2 次冲服。

共住院治疗 52 天。治疗前患者双手静止性震颤不能自制，幅度中等，程度中等，治疗后震颤幅度小，程度轻，可以自制。治疗前其始动时间为 2.5s，治疗后为 1.6s。治疗前拐弯时间为 2.5s，治疗后为 1.8s。治疗前脑电图 a 波指数为 28％，治疗后增加到 52％。治疗前书写字迹呈明显扭曲线条，治疗后字迹明显好转。治疗前患者生活自理差，治疗后生活可自理。疗效评为临床治愈。出院后门诊随访半年，病情稳定。

按：病人年逾五旬，气阴自半，气不足则运化差、痰湿聚，阴不足则生内热、肝风扇。因而痰热内盛，内风动越，双手震颤。风痰热上扰心神，填塞轻旷之区，故见头晕眠差，心胸闷痛，汗多，舌暗。本病在本为气阴不足，在标为痰热生风。治以标本兼顾。羚羊角清肝息风，全瓜蒌、胆南星清化痰热，钩藤、天麻平肝息风，丹参、赤芍活血通络。全方共奏清化痰热，养血活血之功。

例2 许某，男，51岁，工人，病历号20695。

于1968年发现右上肢震颤，逐渐发展为四肢震颤、拘紧，已10年余。入院后检查：四肢震颤幅度大，程度重，四肢肌张力增加，以右上肢为著，呈铅管样强直，书写困难，始动时间为3.3s，拐弯时间3s，兼有头晕、腰酸、舌质暗，苔薄白，脉细弦。

中医诊为肝肾不足、血瘀风动证，治用培补肝肾、活血息风。

处方：何首乌15g，生地15g，玄参10g，钩藤15g，刺蒺藜10g，生牡蛎30g（先煎），丹参15g，赤芍10g，杜仲10g，珍珠粉0.3g（分冲）。

共住院治疗79天。患者治疗前四肢震颤幅度大，程度重，治疗后震颤幅度明显减轻，右手为中度，左手为轻度。治疗前其肌张力呈铅管样强直，治疗后肌张力有好转。治疗前始动时间为3.3s，治疗后为1.25s。治疗前拐弯时间为3s，治疗后为2.2s。治疗前其脑电图a波指数为20%，治疗后增加到46%。治疗前肌电图群放电位明显，治疗后显著减少。治疗前书写困难，治疗后书写好转。治疗前生活不能自理，治疗后基本能自理。疗效评为显著进步。

按：患者年逾五旬，正气亏损，肝肾不足。肝主筋，肾主骨，肝肾不足则筋骨痿软。肾为作强之官，主司伎巧，肾亏伎巧不能，作强失司，故见肢体不自主震颤，且伴头晕、腰酸、舌暗等症。治用培补肝肾，活血息风之法。选用何首乌、生地、玄参、刺蒺藜等平肝息风、培补肝肾，丹参、赤芍活血息风，共奏功效。

孙塑伦

孙塑伦，李秀琴．温阳补肾法在神经系统疾病治疗中的应用 [J]．吉林中医药，1987，（2）：9-10.

赵某，男，55岁，干部。门诊号213900。

1983年3月23日初诊。肢体不自主震颤四年。始见于左手，逐渐延及左下肢，继则右上、下肢亦颤抖不止，困倦乏力，肢体发僵，走路抬腿困难，夜眠不实。经某医院神经科诊为"震颤麻痹"，服安坦等药治疗。因服药后，常有阵发心慌，而震颤不能控制，遂来我院服中药治疗。

现症：四肢震颤，左手显著，肌张力增高，动作缓慢。脉弦细，苔薄白。

证属肝肾两虚，筋脉失养，虚风内动。

治宜温阳补肾，养血柔筋息风。

处方：制附片10g，紫肉桂6g，淫羊藿10g，肉苁蓉30g，熟地30g，白芍10g，当归10g，益母草30g，木瓜30g，钩藤30g，僵蚕10g，蝉衣6g，水煎服，日一剂。

服药后，自觉有一股气从腰部向下肢窜动，双下肢有轻松感。进10剂，肢体震颤明显减轻，遂将安坦由每日3片减为每日1片。服药两个月，右上、下肢震颤已止，左上肢震颤亦明显减轻，僵硬感消失。睡眠好，活动增多，能做家务。停服安坦，继服中药治疗，病情平稳。

李 可

李可．李可老中医急危重症疑难病经验专辑 [M]．太原：山西科学技术出版社，2004：232-234.

杨某，男，72岁，石膏矿退休工人，住逍遥村。

患荡漾、震颤3年零7个月，百治不效。曾在山医一院神经内科诊为帕金森综合征，1983年11月16日会诊。我院内科认为与老年脑、骨髓系统退化性病变有关。其症，整日如乘车坐船，荡漾不止，头摇不停，手抖不停，手抖不能持箸，脚膝酸软，一日数次跌仆，步态蹒跚前冲。自觉头重脚轻，脚下如踏棉絮。头晕、耳鸣、失眠，每至夜半即口中无津，舌干不能转动。脉大按虚，舌绛而干。

患者年逾古稀，肾气大衰，肾阴匮乏，任督空虚。精气不能上达，阴精不能上奉，故头眩、耳鸣、舌干无津；阴虚不能抱阳，虚阳化风妄动，故见荡漾、震颤诸恙；心肾不能交济，故不寐。现代医学谓：老年人多数重心上移，形成头重脚轻局面。此与《内经》在两千多年前已论证之"上盛下虚"病机一致。

治法宜血肉有情之品，填补肾督，育阴息风。选大定风珠合黄连阿胶鸡子黄汤，加虫类息风、肾四味鼓舞肾气：

龟鳖二胶各10g（化入），生龙牡（捣，先煎）、磁石（先煎）、白芍、肾四味、定风丹各30g，阿胶18g（化入），麦冬12g，五味子10g，黄连、油桂各6g，炙甘草15g，葛根60g，全虫12只、蜈蚣2条（研末冲服），远志12g，鸡子黄2枚（分冲）。

11月26日二诊：上药连服5剂，荡漾感消失，震颤、头晕已减八九，手已不抖，可以正常进餐。脉已敛，舌红润，夜半已不渴。唯稍有激动或过劳（仍参与田间劳作）时，仍有发现。原方加河车粉10g、鹿茸粉3g，冲服，又服5剂痊愈。

黄　煌

钱某，男，60余岁，帕金森病。

初诊：

形体中等偏胖，面浮略红，有光，唇暗。曾用柴加龙牡汤合桂枝茯苓丸。以前为吊工，1997年内退。关节僵，汗多。便秘严重。黄师：

肌肉紧张为柴胡证，非半夏证。曾用真武汤合芪桂五物汤治疗帕金森病。腰胁痛，进食快，舌暗紫。脉沉软，左肩痛，肩周炎。舒张压有时大于 100mmHg，字越写越小。

制附片 10g，白术 15g，茯苓 15g，白芍 30g，干姜 10g，黄芪 30g，肉桂 10g，红枣 20g。

7 月 21 日二诊：

全身肌肉僵硬，不能放松，药后大便较前通畅，仍汗多，半夜易醒，关节仍有不适。舌尖边红，苔白厚。上次服用黄芪桂枝五物汤 +真武汤。说梦话。时有脚痛，白天易瞌睡。

制半夏 50g，茯苓 30g，陈皮 30g，生甘草 5g，枳壳 30g，竹茹15g，干姜 10g，红枣 20g，生麻黄 10g（另包），厚朴 20g。

如果食后手抖、心慌则生麻黄不要放。

7 月 28 日三诊：

帕金森病，用温胆汤加麻黄，效好，浑身肌肉酸痛。

现以腰痛、颈椎僵硬为主，便秘好转。美多巴不减，第一剂药服下即觉腿脚轻松好多，7 月 24 日开始有反复，但比服药前好些，近四天每天能解一次大便。平时夜 10 点至凌晨 1～2 点僵硬严重，过后减轻。原方 14 剂。

刘渡舟

陈明，刘燕华，李芳. 全国名老中医药专家临证验案精华丛书·刘渡舟临证验案精选［M］. 北京：学苑出版社，1996：86–88.

陈某，男，75 岁。

1995 年 10 月 18 日初诊。1994 年 1 月发病，全身震颤，不能自主，某医院诊断为"震颤麻痹"。服用左旋多巴、美多巴、安坦等药，症状未见好转，特请刘老诊治。证见全身颤抖，尤以上肢为重，手指节律性震颤，状如"搓丸样"，肌肉强直，面部表情呆板，双目直视，口角流涩，步履艰难，伴头痛，口干渴，大便秘结，一周一次，小便色如浓茶，口噤啮齿，言语謇涩。舌红，苔黄腻而燥，脉来滑大。

中医辨证为三焦火盛动风，煎灼津液成痰，痰火阻塞经络则阳气化风。

治以清热泻火，平肝息风，化痰通络。

处方：黄连解毒汤合羚角钩藤汤加减。

黄连10g，黄芩10g，竹茹20g，黄柏10g，栀子10g，钩藤15g，天竺黄12g，龙胆草10g，菊花10g，桑叶10g，菖蒲10g，佩兰10g，半夏12g，羚羊角粉1.8g（分冲）。

服药14剂后，双手震颤减轻，行走较有力，口渴止，小便色淡，大便秘结，头痛眩晕，言语不利，多痰少寐，舌苔白腻夹黄，脉滑数。针对上述脉证，上方加大黄4g，并加服局方至宝丹8丸，每晚睡前服1丸。

服药月余，头晕、少寐、多痰大为减轻，语言明显好转，但仍腹满便秘，啮齿，小便短赤，四肢及口唇颤抖。舌红苔黄而干，脉来滑数。

治用通腑泄热，凉肝息风之法，调胃承气汤合羚角钩藤汤加减：

大黄4g，炙甘草6g，钩藤20g，芒硝4g（后下），白芍20g，木瓜10g，麦冬30g，羚羊角粉1.8g（分冲）。

上方服7剂，大便通畅，粪便如串珠状。腹满顿除，啮齿大减，小便通利，四肢有轻度颤抖。效不更方，仍用黄连解毒汤与羚角钩藤汤加减。治疗3个月，肢体震颤消除，能自己行走，手指屈伸自如，握拳有力，言语流畅，面部表情自然，二便正常。惟偶有头晕，啮齿，继以芩连温胆汤加减进退而愈。

原按：刘老认为本病以心肝为核心，其病因多是火热动风生痰为患。肝热动风，煎液成痰，痰热随肝风窜扰于筋脉，灼伤津液，发为肢体震颤。所见口干、便秘、小便短赤、啮齿、言语不利、舌红、苔黄腻、脉滑大诸症，皆心肝热盛、风动灼痰之变。故治疗首以清心泻火，息风化痰为法。黄连解毒汤能泻三焦之火，配以羚角钩藤汤则凉肝息风化痰，屡建奇功。

周仲瑛

樊蓥. 周仲瑛治疗震颤麻痹的经验 [J]. 中医杂志, 1996, 37 (11): 663-664.

例 1 张某, 男, 73 岁。初诊: 1991 年 6 月 15 日。

主诉: 右手震颤 2 年余, 伴反应迟钝半年。患者来诊时右手不停震掉, 如搓丸数票; 平时不能持筷拿物, 经常打碎碗碟; 行走不稳, 起步维艰, 两年来逐渐加重。精神不振, 反应迟钝, 近事过目即忘。腰软足麻, 小便淋沥, 夜尿频多, 面色暗红而枯槁。舌质暗红、苔薄黄, 脉细滑。脑 CT 提示"脑萎缩、腔隙性脑梗死"; 脑血流图示"两侧供血不平衡, 左侧血流速度及流量下降, 脑血管外周阻力增大"。患高血压病、高脂血症、糖尿病、腰椎病多年。

此乃高年体虚, 多病交织, 肝肾亏虚为本, 风痰瘀阻为标。

治当息风潜阳、化痰祛瘀为主, 兼顾培补肝肾。

处方: 炙鳖甲 15g (先煎), 生石决明 30g (先煎), 牡蛎 25g (先煎), 炮山甲 10g (先煎)(现用代用品), 炙水蛭 5g, 赤白芍各 12g, 炙僵蚕 10g, 广地龙 10g, 制首乌 12g, 大生地 12g, 制黄精 12g, 川石斛 10g, 怀牛膝 12g。

服药 7 剂, 诉精神较前振作, 腰膝酸软亦略好转, 遂嘱原方连服 2 个月。

9 月 1 日诊: 右手震颤较往昔减轻, 但仍难控制。病情不再进展, 且有好转之势。原方去炮山甲, 加枸杞子 10g 以加重培本之力。

10 月 27 日诊: 服药 4 个月来, 精神良好, 反应灵敏, 舌色改善, 面容亦稍丰泽, 右手震颤明显减轻, 有时已可不抖, 生活也已自理, 唯下肢仍然有时麻木。两便正常, 苔薄舌淡红, 脉细滑。

原法有效, 因风象大减, 转以培补肝肾为主, 方用: 大生地 15g, 制首乌 15g, 制黄精 10g, 枸杞子 10g, 赤白芍各 12g, 潼白蒺藜各

10g，黄芪15g，炙鳖甲15g（先煎），生石决明30g（先煎），制南星10g，水蛭5g，川芎10g，丹参12g。

又服2个月，右手震颤基本消失，唯激动或紧张时仍抖。遂以本方稍事加减，予以巩固。连续服药近5年，震颤已完全不发，其他自觉症状也均消失，血压平稳，糖尿病等兼病也得到控制。

【解析】本例患者年高体虚，多病交错，肝肾亏虚。脑为髓海，肾虚髓减，髓不充，神机失养，又肾虚无以制水，痰湿丛生。积痰日久化热，热极生风，痰热动风，气机失司，筋脉肢体失主而致震颤麻痹。肝肾亏虚为本，风痰瘀阻为标。治当选用鳖甲、穿山甲、石决明、僵蚕息风潜阳平肝；水蛭、赤芍、地龙等化痰祛瘀通络；生地黄、何首乌、黄精、石斛、牛膝滋补肝肾以固本。服药后症状改善，震颤较前减轻，乃肝风稍熄，故去穿山甲，而加滋补肝肾之枸杞子10g以助培本。服药4个月，震颤明显改善，风象大减，痰、瘀之标渐去，加强培本为主，续服药标本兼治，脏腑功能协调，肝阳得潜，肝风得熄，血压平稳，糖尿病等兼病自然得以控制。

例2 肖某，女，72岁。初诊：1995年10月11日。

主诉：两手震颤伴心悸5年余，加重1个月。5年来一直有心动过速，心慌动悸，夜寐不佳，且两手震掉时作时休，每因悸甚而震颤加著，服西药虽可控制但不能停药。诊见两手颤抖不休，紧张尤著，如点钞票，胸闷气憋，心慌动悸，烦躁寐差，心嘈似饥，头昏、口干。苔黄薄腻、质红，脉小滑数。血压204/96mmHg。

证属肾阴不足，心肝火旺，心神失宁，内风暗动。

治以滋阴泻火、宁神息风。

处方：功劳叶10g，太子参10g，天麦冬各10g，大生地12g，川百合12g，莲子心3g，黄连5g，夏枯草12g，知母10g，龙骨牡蛎各20g（先煎），珍珠母30g（先煎），熟枣仁12g，竹沥半夏各10g。

10月25日诊：服药14剂，头昏手抖减轻，心慌间作，口干亦减；心胸不畅，夜半为甚。苔黄舌红，脉细弦滑。血压190/98mmHg。前法酌加平肝息风之力，原方去竹沥半夏、太子参，加罗布麻15g，钩藤15g。

11月22日诊：前药服之近月，效果较著，头昏心慌现仅偶发，手抖也已不著，夜寐转酣，口干消失。苔黄薄腻、舌质暗红，脉来细弦稍数。诚为心肾阴虚，水不济火，木失滋涵而然，方用：功劳叶10g，麦冬10g，北沙参10g，大生地15g，玄参10g，枸杞10g，穞豆衣10g，黄连5g，夏枯草12g，罗布麻15g，钩藤15g，珍珠母30g（先煎），煅龙骨20g（先煎），煅牡蛎25g（先煎）。

12月27日诊：药服70多剂，诸症基本消失，除非紧张、劳累，心悸、手抖基本不发。睡眠亦好，口干不著，血压170/74mmHg。遂嘱服用杞菊地黄丸、天王补心丹巩固善后。1996年3月9日随访，震颤、心悸等症完全消失，自感健康状况良好，丸药仍在服用。

【解析】周老认为震颤麻痹主因肝肾亏虚，标在内风痰瘀。治宜分清标本主次及并发症。本例患者有烦躁寐差、头晕、口干、心慌动悸、胸闷气憋、心嘈似饥、舌红、脉小滑数等肝肾阴虚，内风暗动，心肝火旺见症，故治以滋肾柔肝，平肝息风，清火宁神。代表方如大定风珠、羚角钩藤汤等。然亦须注意阳中求阴，若阴损及阳或阳气本虚，则更宜阴阳并补，可仿地黄饮子。基本方为：生地黄12~15g，海藻12g，白芍15~30g，肉苁蓉10~15g，续断、白蒺藜、石斛、炙鳖甲（先煎）各15g，煅龙骨（先煎）、牡蛎（先煎）各20g，僵蚕、石决明（先煎）、炮山甲（先煎）各10g。

本案中以龙骨、牡蛎、珍珠母、生地黄、麦冬、太子参等息风滋阴，以莲心、黄连、知母、功劳叶、天冬等清火宁神。临床应依不同症状具体加减：

（1）震颤显著时，宜重镇息风为主，方中可加珍珠母、天麻，亦可酌加方中鳖甲、龙骨、牡蛎、石决明之量。此类药品又能镇心、宁神、止汗，对兼有心悸、失眠、多汗之症者尤为合拍。

（2）筋僵、拘挛，肌张力较高，可选木瓜及大剂白芍、甘草柔肝解痉，也可重用地龙、全蝎息风通络解痉。

（3）舌质紫暗、脉来细涩、面色晦滞，宜重用祛瘀药；如有中风，手足麻木、半身不利，则选水蛭、当归、鸡血藤、路路通；如兼胸痹心痛，可用丹参、檀香、赤芍、桂枝；如颈僵肩臂疼痛，宜入葛根、姜黄；糖尿病则宜加鬼箭羽。

（4）痰浊内盛、舌苔厚腻或血脂较高时，可重用僵蚕、胆星、海藻，并增荷叶、苍术。

（5）内热偏盛、面赤舌红，可酌予白薇、功劳叶、女贞子、墨旱莲、槐花、夏枯草、黄柏、漏芦等滋阴泻火两顾。

（6）阴精亏损、体虚显著时，可重用枸杞、首乌、黄精、杜仲、牛膝、桑寄生、楮实子、麦冬；阴损及阳或阳气本虚，可配巴戟天、淫羊藿、黄芪、锁阳之温润，忌用刚燥之属。

（7）失眠、心悸、紧张，除用重镇之品外，尚可加五味子、茯神、玉竹、熟枣仁养心宁神或参用桂枝加龙骨牡蛎汤通阳宁神两顾之法。

（8）反应迟钝、记忆不敏，可重用首乌、续断、石菖蒲、远志、五味子以补肾荣脑、化痰开窍。

陈四清. 息风定颤法治疗震颤麻痹［J］. 江苏中医药，2006，27（1）：38-39.

患者罗某，男，50 岁，教师。2000 年 12 月 7 日初诊。

两手臂震颤半载，左手臂上举不利，语言费力，语言构音终末不爽，口中渗水，腿软。舌质暗红，舌苔薄黄，脉小弦滑，伸舌略有抖动。头颅核磁共振（MRI）检查未发现异常。

证属风痰瘀阻，肝肾不足。治拟滋养肝肾，息风化痰，活血通络。

处方：天麻 10g，白薇 15g，炮山甲 10g（先煎），泽兰 15g，炙僵蚕 10g，炙蜈蚣 3 条，广地龙 10g，生石决明 30g（先煎），牡蛎 30g（先煎），川石斛 12g，大生地 12g，片姜黄 10g，制白附子 6g，制南星 10g，赤白芍各 10g。常法煎服，每日 1 剂，14 剂。

二诊：2000 年 12 月 21 日。

服上药 3 剂后，症状即见减轻，语言趋向清晰流利，左手臂乏力、腿软亦好转，食纳知味，舌抖明显平稳，口不干。舌质红，舌苔薄黄，脉小弦滑。治宗原义，原方加鸡血藤 15g 以进一步活血通络，14 剂。

三诊：2001 年 1 月 11 日。

两手震颤明显，左手有轻微抖动，语言清晰，快速流畅，但入晚稍欠清，二便正常，食纳知味。舌质红，舌苔薄黄，伸舌稍有震颤，脉小弦滑。震颤顽症，难求速效，当加重息风定颤药物再求，于 2000 年 12 月 7 日方中加紫贝齿 25g（先煎）、枸杞子 10g、炙全蝎 5g，改赤白芍各 12g、制白附子 9g。

四诊：2001 年 2 月 22 日。

服上方 42 剂，两手震颤明显减轻，言语基本流畅清晰，多言后咽喉有痰不舒，手足未见僵硬，行走尚可，口不干，舌苔薄，舌质暗红，脉细弦滑。已能坚持讲 2 节课，守原法继求，巩固疗效以善其后。原方加法半夏 10g，14 剂。

经云：诸风掉眩，皆属于肝。患者年过四十，阴气自半，肝肾日亏于下，阴不涵阳，肝风内动，以致两手震颤不已；阴津亏虚，血液黏稠，以致痰瘀内生，阻滞脑络，经络功能失司，故而左手无力、语言不遂、口中渗水、伸舌抖动；腿软为下虚之征；舌暗红、苔薄黄，脉弦滑为痰瘀阻络之象。

故治疗当从滋养肝肾，平肝息风，化痰活血入手。药用生地、白芍、石斛、枸杞子滋养肝肾之阴，以滋水涵木；天麻、制白附子、炙僵蚕、炙蜈蚣、炙全蝎、广地龙、制南星息风化痰；生石决明、牡蛎、紫贝齿介类之品，平肝潜阳；炮山甲、泽兰、姜黄、赤芍活血化瘀通络；白薇"疗惊邪、风狂、疰病"，清虚热而津自生，津生则血液流布畅达，防止痰瘀内生。用药组方包含有地黄饮子、牵正散、白薇煎、镇肝息风汤、天麻钩藤饮等方义。药服 3 天即见显效，又经治疗 2 个月病情得以控制，能继续从事教学工作。整个治疗，理法清晰，用药平稳，令人叹为观止。

周师认为，震颤麻痹的主要病机特点是肝肾亏虚，痰瘀内生，阻滞脑络，以致肝风内动。治疗以培补肝肾，化痰通络为基本大法。周老仿地黄饮子方义，创"息风定颤方"治疗震颤麻痹屡获奇效，现录于此，以飨诸君：地黄 12～15g，石斛 15g，白芍 15～30g，肉苁蓉 10～15g，续断 15g，白蒺藜 15g，海藻 12g，僵蚕 12g，炙鳖甲 15g

（先煎），煅龙骨 20g（先煎），煅牡蛎 20g（先煎），石决明 30g（先煎），炮山甲 10g（先煎）。

当震颤显著时，宜重镇息风为主，方中可加用珍珠母、天麻，或可加重鳖甲、龙骨、牡蛎、石决明之量；筋僵、拘挛、肌张力较高，可选加木瓜及大剂白芍、甘草柔肝解痉，也可重用地龙、全蝎息风通络解痉；舌质紫暗、脉来细涩、面色晦滞者，宜重用祛瘀药，如鸡血藤、路路通、水蛭、当归等；痰浊内盛，舌苔厚腻或血脂较高时，可重用僵蚕、胆星、海藻，并增荷叶、苍术；内热偏盛、面赤舌红者，可酌予白薇、功劳叶、女贞子、墨旱莲、槐花、夏枯草、黄柏等滋阴泻火兼顾；阴精亏损、体虚显著时，可重用枸杞、首乌、黄精、杜仲、牛膝、桑寄生、楮实子、麦冬；阴损及阳或阳气本虚，可酌加巴戟天、淫羊藿、黄芪、锁阳之温润，忌用刚燥之属；反应迟钝、记忆不敏，可重用首乌、续断、石菖蒲、远志、五味子以补肾荣脑，化痰开窍。

邓铁涛

某男，78 岁。1999 年 1 月 4 日入院。

左肢震颤、步态不稳 2 年，自觉阵寒、烦热，口角流涎，言语不利半年。2 年前无明显诱因出现左侧肢体活动不灵，步态不稳，上肢震颤，静止时明显，情绪激动时加重，睡眠时消失。无头痛、肢乏等。半年前出现口角流涎，言语不利，记忆力减退，头晕，无恶心呕吐，无肢体抽搐。自觉每日从上午 10 时至下午 4 时发冷五六次，每次约半小时，冷从背部发出，甚至寒战，19～23 点则烦热，热自胸出，但体温正常，余无异常。曾在外院以颈椎病治疗无好转，遂入院求治。

诊见：神清，面红，前冲步态，左手震颤，头目眩晕，耳鸣，动作笨拙，健忘，夜间烦躁难眠，小便多，大便烂，每日两三次。

西医诊断：震颤查因（帕金森病），颈椎病。

中医诊断：颤证（肝肾阴虚夹瘀）。

入院后 5～13 天，先后以滋补肝肾、息风化痰、清热祛湿，或兼活血化瘀为法，肢颤、寒热诸症未好转，大便溏而色黄，每天 5～6 次，无里急后重，尿短黄频数。经生理生化检查、肌电图及会诊，确诊为动脉硬化性帕金森病，颈椎病。

1 月 14 日请邓老会诊，详细询问病史，悉患者曾服激素 3 年（自停半年）。患者面红，唇暗红，舌暗质嫩，苔白厚浊，舌边无苔，右脉沉重，按之无力，左脉细弦，寸弱，走路前冲步态。颤证轻，颈椎病尚不重，从舌脉诊看应属虚证。脾虚为先，脾胃为气血之海，唇暗为脾之外候，乃气血不运所致，苔白厚浊，为脾不运化，故大便溏。脉弦、震颤乃肝风内动之征，背冷难忍为阳气虚甚之候；阳损及阴，阳不潜藏故面红，久服激素亦伤及肾阳。治以健脾、温肾、潜阳。

处方：桂枝、炙甘草、茯苓、白芍各 15g，生龙骨（先煎）、生牡蛎（先煎）、党参各 30g，黄芪 20g，白术 25g，巴戟天、淫羊藿各 12g，生姜 3 片，大枣 3 枚（去核），4 剂，每天 1 剂，水煎服。

二诊：上症未减，复因受凉恶寒，仍觉冷、热，便溏，每日 3 次，舌暗，苔黄润，脉浮。处方：桂枝、白芍各 15g，生姜 10g，炙甘草 6g，大枣 4 枚，五爪龙 30g，4 剂。

三诊：无恶寒，仍觉背寒，夜烦热，便溏 3 次，舌暗红，苔黄润，脉沉。守首诊方去巴戟天、淫羊藿、生姜，加砂仁（后下）3g，2 剂，

四诊：仍背寒，夜烦热，便溏，舌红，苔黄润，脉沉。上方去砂仁，加干姜 6g，巴戟天、菟丝子各 12g，2 剂。

五诊：仍背寒，夜热，眠可，大便稍烂，每日 2 次，双下肢踝以下浮肿。舌红，苔白腻，脉沉。宜加强温阳健脾利湿。

处方：桂枝、熟附子、新开河参（另炖兑服）、炙甘草各 10g，黄芪、党参、茯苓皮各 30g，白术 15g，山药 20g，干姜 6g，巴戟天 12g，4 剂。

六诊：病情继续好转，偶觉夜间热，汗出，双下肢无浮肿，大便成形，每日 2 次。舌红，苔白，脉缓。

处方：桂枝、猪苓各 12g，炙甘草、黄芪、鸡血藤、山药、党参各 30g，茯苓皮 15g，白术 20g，淫羊藿、仙茅、新开河参（另炖兑服）各

10g，4 剂。

七诊：病情渐稳定，精神好，胃纳、夜眠可，双下肢无浮肿，大便成形，舌嫩红，苔白，脉缓。续服上方 2 剂。

八诊：患者病情稳定，耳鸣减轻，左手震颤明显减轻，无寒热，头晕，大便正常，舌红，苔白，脉缓。患者自觉诸症好转，要求出院。

守方略加减服药 1 个月，于 2000 年 8 月初随访，病未复发。

【评析】此案辨证为脾虚兼肝风内动，肾阳亏虚，阳失潜藏证。一诊以黄芪加四君健脾，桂枝、巴戟天、淫羊藿壮肾阳，白芍、龙骨、牡蛎敛肝潜阳。二诊外感，治以桂枝汤，因其体虚，加五爪龙以扶助正气。三诊表证已除，仍觉背寒、夜烦热、便溏，虽见苔黄润并非热象，故以桂甘龙牡汤合四君子汤加黄芪。四诊因外感已愈，复加补肾药。五诊下肢浮肿，兼以温阳利水。本例以辨证论治为纲，循序而进，虽未根治震颤，追访 1 年未见复发。

蒲辅周

蒲辅周. 蒲辅周医疗经验 [M]. 北京：人民卫生出版社，1976：233-234.

例 1　傅某，男性，66 岁，右手震颤麻木，头晕胀，睡眠欠佳，不任劳动，下肢乏力不能健步，足凉，能食，消化不好，大便排泄无力，脱肛，面色青黄不泽，唇不荣。舌淡，苔薄白微黄，脾弱血虚之色，脉两寸浮濡，左关弦，右关弦细而疾，两尺沉弱，肝肾不足，土衰木乘之象。

【处方】肉苁蓉、怀牛膝、宣木瓜、明天麻各 200g，酸枣仁、绵黄芪、龙齿、龙眼肉、枸杞子各 100g，川附子 25g，冬白术、抱木茯神、远志、西洋参、虎骨胶（现用代用品）、龟甲胶各 50g，大黑豆 400g，嫩桑枝、蜂蜜各 500g。

【用法】肉苁蓉、怀牛膝、宣木瓜、明天麻上四味用甜酒 200g 拌浸一宿晒干，大黑豆、嫩桑枝分别炒香，虎骨胶、龟甲胶、蜂蜜除外，余各药慢火浓熬 3 次，去渣，再文火慢煎浓缩后，再放入虎骨胶、龟甲胶、蜂蜜，熬炼成膏。

【解析】"诸风掉眩，皆属于肝"。震颤多因年老体弱，肾、肝、脾、心四脏不调，肝气太过而致筋脉约束失司所致。"虚者补之，损者益之"。治宜滋肾，柔肝，强心，益脾，则肝气得和，诸症皆去。肉苁蓉补肾阳，益精血；怀牛膝滋补肝肾，壮腰膝；木瓜能理脾和胃，平肝舒筋，天麻入肝经，主诸风湿痹，四肢拘挛；酸枣仁养血补肝，宁心安神；茯苓甘淡渗湿，利水消肿，健脾补中，远志入足少阴肾经，强志益精；龙齿镇惊安神，收敛固脱；龙眼肉补心脾，养血安神；枸杞子、川附子逐风寒湿；白术、西洋参、黄芪补气；嫩桑枝益精髓，祛风湿，利关节；虎骨胶、龟甲胶生精朴髓，益血助阳。诸药合用，滋肾益精，强心益脾，镇惊安神，祛风除湿，震颤渐退。

例 2 李某，男，85 岁。震颤，四肢失灵活，右重，形胖痰甚，颜面青黄微浮，饮食尚可，二便调和。壮年饮酒量多，六脉皆沉，是为六阴之脉，俗谓寒湿之本。舌质淡而不红，苔白滑而腻，也属痰湿证。治法为温运中州，化痰柔筋。方药用导痰汤化裁。季秋之后，合苓桂术甘汤加减为丸。

【处方】炙甘草 3g，化橘红、姜制天南星各 4.5g，茯苓、半夏、炒白芥子、明天麻、钩藤各 6g，远志 3g，生姜 3 片。

【解析】此因壮年饮酒过多，湿盛生痰，痰湿阻滞，隧道凝滞，筋失濡养发为颤证，故治以化痰柔筋为主。又肝血亏虚，肾精不足，阴不敛阳，肝阳上亢，虚风内动故震颤、拘挛。死血顽痰走窜四肢经脉，可触动内风，经脉不通，经脉失养，而见肢体震颤。故化痰时，兼以平肝息风。方选导痰汤化裁，半夏辛温性燥，善于燥湿化痰，且能降逆和胃止呕；橘红芳香醒脾，理气和中消痰，合半夏增强燥湿祛痰、降逆和中之力；脾为生痰之源，故用茯苓甘淡健脾渗湿，使湿无所聚；胆南星则可清热化痰，息风定惊；生姜一则助半夏、橘红以降逆化痰，一则制半夏之毒；天麻、钩藤息风止痉，平肝潜阳。因其年老，用药自当谨慎，故方中取味少量轻，以达祛病而不伤正。痰消筋柔，隧道通畅，营卫调和，震颤之患可能减轻。

路志正

路志正．路志正医林集腋 [M]J. 北京：人民卫生出版社，1990：62-64.

王某，男性，年甫半百，于 1969 年因头部受外伤，当即昏迷不醒，伴有血尿，经当地医院抢救脱险而好转，但遗有肢体震颤。1975 年左手颤抖加剧，右臂甩动不利，下肢步履不稳，语言謇涩，亦未予治疗。1976 年双目视物出现重影（复视）。1978 年病情加重，曾在北京某医院诊断为"震颤性麻痹"，经服安坦、谷维素、人参再造丸等中西药物，无明显效果，仍震颤不止，肌肉强直不能久立，走路呈碎步急行，于 1980 年 5 月起服益气养血、舒筋通络之剂年余，病情未再恶化，但每因情绪紧张、思想集中时，肢体震颤加重，于 1982 年 3 月 16 日来我院诊治。起初进修医师诊为气血不足，血不荣筋所致，投以益气养血、柔肝息风之剂，方以黄芪桂枝五物汤增损，后来复诊，言药后诸症未减，乃转余诊之，并望辨析。

余详阅病历，细询病情，患者除上述症状外，还伴有头痛目眩、项微强、失眠健忘、口齿欠利、腰酸肢倦、小便频数而余沥不尽、纳谷一般、大便尚调等症。观其形体尚丰腴，左上肢震颤，手背肿胀；望其色，精神萎靡，两目复视，表情呆滞，反应迟钝，舌体颤动质红，苔薄白，诊其脉，细弱无力两尺为甚。以肢体震颤言，则病在肝；以头痛目眩、项强、舌强语謇、步履不遂言，则病与脑、心、肾有关，盖脑为清灵之府，舌为心之苗，肾主骨生髓，脑又为髓海，今脑受外伤，则清灵被伐，血瘀气滞，瘀阻其间，而头痛、语言不利等症生焉；其两目复视者，系肝肾亏虚所致，因肝开窍于目，瞳神属肾故也。

由于病程迁延，患者思想负担很重，情志不畅，致肝郁气滞，化燥生风，暗耗阴液，久则汲取肾阴以自救，乙癸同源故也。肾水既亏，水不涵木，则肝风内动，故见强直拘急，不能久立，肢体抽搐。

治宜补益肝肾，化痰开窍，仿河间地黄饮子意化裁。上方进 12 剂，诸症减轻，两目转动较前灵活，夜尿正常，已无余沥之苦，唯肢体震颤强直拘急，步履不遂如故。经深入研索，始悟本病虽有肝肾不足之本虚面，但肝风夹痰火横窜经络标实之一面，亦不能忽视。前方偏于滋补肝肾，而镇痉息风、清心化痰之品既少而量又轻，故药不中病。遂以标本同治法，上方加炙龟甲 15g 以加强滋阴潜阳之功，并以镇痉息风之虫类药与清心化痰之品，配成散剂治之。

经服上方 30 剂，散药 1 料，诸恙渐退，目光转动灵活，面带笑容，肢体震颤减轻，步履较稳，关节屈伸较自如，头痛目眩稍失，但全身倦怠。语言欠清，既见效机，守方不更，迭进上方 30 剂，散剂 1 料，进步显著，肢体震颤轻微，左手已复常人，语言较前清晰，步履微感不利，舌嫩红少苔，脉沉细，较前稍有力。再予育阴潜阳、平补肝肾法，仿地黄饮子合杨氏还少丹意疏方，配为丸剂，以资巩固。肝风内动之因多端，余紧紧抓住肝肾不足、肝风内动之病机以地黄饮子治其本，兼用虫类搜风镇痉、清心化痰治其标，而全功。

颜德馨

颜德馨. 颜德馨临床经验辑要 [M]. 北京：中国医药科技出版社，2000：79-80，241-242.

陈某，男，56 岁。

病史：2 年前起右上肢发抖，1 年后右足步履无力，言语不清，血压 170/120mmHg，外院诊断为帕金森病。近因肢体颤抖加剧而来就诊。

初诊：右上肢震颤，伴有紧掣，不良于行，甚则萎而不举，语謇不楚，目瞀，脉细数，舌红苔薄。肥人多痰与肝家瘀热胶着，筋失所养，先予清宣瘀热合柔肝养筋。

方药：当归 9g，白芍 9g，木瓜 9g，灵磁石 30g（先煎），煅龙牡各 30g，蚕沙 9g，千年健 9g，伸筋草 9g，牛膝 9g，丹参 15g，络石藤 9g，豨莶草 15g，红花 9g，白术 9g，制地龙 45g。14 帖。

二诊：震颤小止，语謇已楚，头昏，举步仍无力，神萎，多痰，脉细弦，舌红苔薄。肝主筋，失荣血之柔润，复有肝风与痰瘀交搏所致，势难速效。

方药：当归 9g，白芍 9g，木瓜 9g，虎杖 30g，红花 9g，钩藤 9g，白术 9g，黄芪 30g，紫丹参 30g，千年健 9g，伸筋草 15g，熟地 15g，龟甲 15g（先煎），山药 20g，健步虎潜丸 9g（吞）。14 帖。

上方进退调治，病呈小康之局。

按语：帕金森病之病因不外肝肾阴亏，气虚血少，五志化火及禀赋不足等，皆与气血津液运行不畅有关。气为血之帅，气行则血行，投补血滋阴、益气化瘀之属，使周身气血津液得充，髓海得养，筋得濡润，则风无以作而病得瘥。

方中龟甲、熟地、当归、白芍育阴填精为主；肺主一身之大气，故加黄芪大补肺气，并冀气旺生血；丹参、红花、虎杖等活血化瘀，疏通经脉。难病竟达小康之局。昔年曾与神经专科史荫绵教授合作临床研究，发现治疗本病，滋阴活血之疗效远较传统平肝息风、镇潜定痉为优，录之备参。

盖以肝主筋，肝血不足则筋失柔润，遂有痉症。肝为风木之脏，以血为体，以气为用，体阴而用阳，体柔而性刚，主升主动，且为少阳相火寄居之地。肝脏之所以能宁谧不妄，全赖肾水以涵之，血液以濡之，肺金清肃下降之令以平之，中宫敦阜之土气以育之，则刚劲之质得柔和之用，遂条达畅茂之性。若因精血衰耗，水不涵木，木少滋荣，肝阳偏亢，必致虚风潜起。由此而知，本病病机为肝阴不足，阳扰风旋，肾精不充，筋脉失于濡养所致。

肝为刚脏，非柔润不能调和，治当息风和阳，然必用柔缓。柔缓之治，不外育阴填精，反对使用祛风通络。虚风由脏阴内耗所起，故而择用之品多取酸甘之类，酸能柔筋，甘能缓急，肾水不充者借之厚味填补，阳亢风动者佐以介类潜藏。上例即取此意，滋水涵木，濡血柔肝，佐金制木，培土养肝，更加活血化瘀，共奏滋其化源之谐音。临床治疗一月而达小可之境，绝非幸中。

张小燕，颜乾麟. 颜德馨治疗颤证经验 [J]. 中医杂志，2006，47（7）：494.

例1 冯某，女，54岁，2003年11月20日初诊。

患者于1988年有颅脑外伤史。自1998年起出现头部、四肢颤抖，且呈进行性加重，近1年来出现口齿不清，心烦、舌麻，大便不畅，舌紫、苔薄，脉小弦。1年前曾进行脾切除术。体检：肌力正常，未引出锥体束征，四肢共济差，指鼻试验（＋），头颅 MRI 检查：小脑轻度萎缩。

诊断为小脑萎缩，小脑变性。考虑瘀浊夹风交于清阳之颠，络脉不通而致震颤。

药用：磁石（先煎）30g，鳖甲（先煎）15g，丹参15g，赤芍9g，生蒲黄9g，苏木9g，灵芝15g，石菖蒲9g，全蝎1.5g，蜈蚣2条，桃仁9g，川芎9g，熟大黄4.5g，葛根9g，水蛭3g，水煎服。

2周后，震颤小安，再守前法，上方改熟大黄为6g，加百合15g。

2个月后，患者症状已趋安定，震颤明显减轻，举步稳定。

按：本例为外伤引起的颤证，病程较长。久病有瘀，瘀血生风。故取众多活血化瘀之药，并配以水蛭、全蝎、蜈蚣等虫蚁之类以搜剔经络之瘀血，顽疾得以好转。

例2 王某，男，62岁，2002年10月24日初诊。

患者有高血压病史近30年。2000年9月起出现右侧肢体震颤，1年后病情逐渐加重，行走乏力，言语含糊不清，血压170/120mmHg，诊断为帕金森病。近来肢体震颤加剧，伴有紧掣，步行无力，甚则痿而不举，语謇不清楚，视物不清，形体较胖，舌红苔薄，脉细数。

此为肥人多痰与肝家瘀热互结，筋失所养，治当清化瘀热、柔肝养筋。

药用：当归9g，白芍9g，木瓜9g，磁石（先煎）30g，煅龙骨、牡蛎各30g，蚕沙9g，千年健9g，伸筋草9g，牛膝9g，丹参15g，络石藤9g，豨莶草15g，红花9g，白术9g，制地龙4.5g，水煎服。

2周后，震颤小止，语謇已轻，头昏，举步无力，神萎，多痰，舌红苔白，脉细弦。此乃肝风与痰瘀交搏，治拟益气化瘀、补血滋阴。上方去磁石、龙骨、牡蛎、蚕沙、牛膝、豨莶草、地龙，改丹参为 30g，伸筋草 15g，再加入虎杖 30g，钩藤 9g，黄芪 30g，熟地黄 15g，龟甲（先煎）15g，山药 20g，健步虎潜丸（吞）9g。又服 2 周，震颤减轻，随诊加减，病情稳定。

按：本例为肝肾阴亏，气虚血瘀。方中龟甲、熟地黄、当归、白芍育阴填精为主；肺主一身大气，故加黄芪大补元气，并冀气旺生血；丹参、红花、虎杖等活血化瘀，疏通经脉。诸药合用，使气血得充，髓海得养，筋得濡润。

刘茂才

黄燕，雒晓东，卢明．刘茂才治疗老年脑病用药的经验 [J]．中医杂志，2002，43（6）：422-423.

李某，男，62 岁，于 1996 年 3 月 12 日初诊。主诉双手震颤 3 年余，伴反应迟钝 2 个月。患者于 1993 年初出现双手震颤不止，四肢动作笨拙，步态慌张，曾在某医院住院治疗，诊为"帕金森综合征"，给予左旋多巴、美多巴、安坦等及中药治疗，症状控制。近 2 个月又出现反应迟钝，近事过目即忘，神疲乏力。

诊见：神疲乏力，气短懒言，面色无华，头晕眼花，口角流涎，动则汗出，双手颤动，手指节律性震颤，状如搓丸，行走步态慌张，肌肉强直，反应迟钝，失眠，纳差，大便 3 日 1 次，小便通畅，夜尿 2～3 次，舌质淡暗、苔白，脉弦细。

中医诊断：颤病。证属久病体虚，气血亏虚，风痰内扰为主。

治当益气养血，息风涤痰开窍。

处方：黄芪 45g，党参 20g，白芍 15g，川芎 15g，何首乌 20g，天麻 15g，钩藤 15g，石菖蒲 12g，远志 6g，蜈蚣 2 条，厚朴 15g，甘草 6g。7 剂，日服 1 剂。

3月20日二诊：精神状态明显好转，饮食增加，汗出减少，大便通畅，仍双手震颤，步态慌张，舌质淡红、苔白，脉弦。效不更方，继以上方连服1个月，同时加用自拟养血活血、息风涤痰之益脑安胶囊（医院制剂）。

4月22日三诊：服药一个半月来，患者精神良好，反应较前灵敏，饮食正常，睡眠欠佳，双手震颤好转，手指节律性震颤次数减少，口角流涎症状消失，舌质红、苔白，脉细弦。风痰渐消，气血渐复。上方去黄芪、厚朴、蜈蚣，加女贞子18g、山茱萸15g滋补肝肾之阴，并继服益脑安胶囊2个月。

经3个月余治疗，双手震颤基本消失，只有情绪激动、紧张时双手抖动，步态较前平稳，记忆力恢复，夜尿0～1次，余均正常，遂以上方稍事加减，继续巩固疗效。该患者连续服药近3年，现震颤已完全不作，其他症状也均消失，随访2年，一切均正常。

按： 帕金森综合征相当于中医之"颤证"。清代高鼓峰《医宗己任编》论颤证说"大抵气血俱虚不能荣养筋骨，故为之振摇，而不能主持也"，"须大补气血，人参养荣汤或加味人参养荣汤，若身摇不得眠者，十味温胆汤倍加人参，或加味温胆汤"。

该患者久病五脏俱虚，痰瘀内生，夹风上扰脑窍，故除肢颤外，尚有神志痴呆、反应迟钝、健忘等症，据此立益气活血、涤痰息风之法。方以参、芪补气，何首乌、白芍、当归、川芎养血活血以治其本；天麻、钩藤、蜈蚣息风通络止颤，远志、石菖蒲、法半夏、厚朴化痰开窍；气血渐复后，再加女贞子、山茱萸增强滋补肝肾之阴而取效。

聂惠民

张吉，聂惠民. 针刺中药并治震颤麻痹［J］. 世界中医药，2009，4（1）：48-49.

患者，女，70岁。2006年5月9日初诊。

患者于2年前无明显诱因出现右手轻微发抖，病情逐渐加重，左手又逐渐发抖。曾服过安坦、金刚烷胺、美多巴等药，病情未见好转。既往有脑梗史。

现症：神清，面色苍白，语言謇涩，吐字不清，表情淡漠，眨眼减少，双目凝视，呈"面具脸"；两手颤动不停，幅度较大，呈"搓药丸样"；肌肉较紧张，伸展时呈"齿轮状"；站立时身体略有前倾，走路时呈"小步态"，入门时呈"慌张步伐"，需有人在后面拽住。运动迟缓，起床翻身困难，需要旁人帮忙。饮食尚可，大便干，入睡欠佳，脉沉细，舌质淡薄白苔。

中医诊断为震颤，西医诊为帕金森病。

辨证：气血双亏，血虚风动。

治则：益气养血，息风柔筋。

中药：生地黄、熟地黄各12g，当归12g，炒白术12g，丹参15g，麦冬12g，五味子5g，沙参10g，远志10g，制黄芪20g，党参15g，牡丹皮12g，郁李仁12g，玄参10g，防风10g，炙甘草6g，7剂，水煎服。

针灸：四神聪、舞蹈震颤区（连续上下两针）、廉泉、人中。

上肢：肩髃、曲池、外关、合谷、八邪。

下肢：血海、梁丘、足三里、阳陵泉、悬钟、三阴交、太溪、申脉、太冲。

2006年5月9日至2006年5月18日连续5次针灸，效果明显，精神放松，两手颤抖幅度明显减小，有时可控制一些。走路时能抬起腰板向前看，进门时不用人拽后面，步伐稍轻松。

又经1个月针灸中药治疗，症状大减，手足震颤明显减轻，走路较稳，不需要别人帮忙，急转弯、上下楼梯均较平稳，手持物品亦平稳，不滑落物品，关节活动亦较轻快，症状较前大有好转。但因家庭困难，未能继续治疗。

按：中医针灸对帕金森病在改善症状方面确有疗效，但对其深一层研究尚需进行大量临床实践和机理研究。在当今中西医对本病均无可靠疗效之际，针灸、按摩、中药综合治疗是首选的疗法，只要相信中医，深入钻研，一定会取得更好的疗效。

杜　建

陈立典．杜建教授应用六味地黄汤治疗老年病的临床经验［J］．福建中医学院学报，2005，15（2）：18-19.

陈某，男，56 岁，退休教师，就诊于 2004 年 11 月 15 日。有高血压病史 20 余年，8 年前开始右上肢发抖，1 年后右足步履无力，启动困难，言语不清，血压 170/120mmHg，诊断为帕金森病。平时用西药控制，并用降血压西药控制血压。近日以发抖加剧来门诊，观其右上肢震颤，伴有紧掣，语謇不清，脉细数，舌红苔薄黄。

证属肝肾阴虚，水不涵木，筋脉失养。

治拟滋阴补肾，平肝潜阳。

用六味地黄汤加味：熟地黄 30g，山茱萸 30g，泽泻 12g，山药 15g，茯苓 15g，牡丹皮 15g，白术 12g，地龙 15g，磁石 30g（先煎），龙骨 30g（先煎），牡蛎 30g（先煎）。每日 1 剂。

连服 1 个月，震颤减轻，语言较清晰，仍头昏，举步无力，神萎。药用山茱萸 12g，白芍 15g，红花 5g，黄芪 24g，白术 10g，丹参 15g，熟地黄 24g，龟甲 15g，女贞子 15g，旱莲草 15g，乌豆 15g。加强养阴填精，平肝活血，通络，调治半年病情、血压稳定。中药配合治疗，在改善帕金森病的症状方面取得一定疗效。

按：杜建教授认为肝为刚脏，非柔润不能调和，治当息风和阳。柔缓之治，应当平补肝肾，育阴填精，反对使用祛风通络。用药取甘寒、酸甘之类，酸能柔筋，甘能缓急。肾水不充者借之厚味填补，阳亢风动者佐以介类潜藏。滋水涵木，濡血柔肝，佐金制木，培土养肝，更加活血化瘀。杜建教授常用六味地黄汤和二至汤加味。

赵冠英

杨明会，窦永起，吴整军，等．赵冠英验案精选［M］．北京：学苑出版社，2003：122-124.

病例1 唐某，女，47岁，工人。1997年7月31日初诊。

自1989年始，出现左上肢不自主抖动，并进行性加重，渐及右侧肢体，同时自觉四肢僵直，行动迟缓，语言困难，表情淡漠。肌肉抽搐，紧张时尤为明显。1992年经我院神经内科诊断为帕金森病。先后服用左旋多巴、安坦、金刚烷胺等药治疗3年，效果欠佳，且出现腹胀、便秘等不适，为此请求中医治疗。

来诊时见患者表情呆板，四肢僵硬、抖动，行动迟缓，言语不利，口角流涎。自诉神疲倦怠，健忘，思维迟钝，腹胀纳差，大便秘结。查其舌红、苔薄白，脉弦细。

病为颤证，证属肝肾阴亏，肝风内动，法当滋补肝肾，养血柔筋，兼以扶脾。

拟方：何首乌、白芍药、当归、黄芪、丹参、枸杞子、地龙、葛根、生龙骨、生牡蛎各15g，龟甲、鳖甲各10g，白术20g，酒大黄8g。每日一剂，水煎服。

二诊：服药18剂，腹胀缓解，大便通畅，肌肉抽搐减少，肢体僵直、手足震颤同前，效不更方，上方继服。

三诊：服药30余剂，肌肉抽搐缓解，手足震颤、肢体僵直明显减轻，行走较前改善，仍反应迟钝，健忘眠差。上方加益智仁、石菖蒲各15g。

四诊：上方稍事加减，共服200余剂，患者症状基本缓解，言语、表情、思维、反应均与常人无大差异，已能正常工作，仅为巩固疗效复诊取药。

【按语】帕金森病，又称震颤麻痹，是由于中枢神经介质多巴胺等产生减少及其之间的平衡紊乱引起的，好发于老年人。其临床表现主要是震颤、肌强直、表情呆板和行动迟缓等，目前治疗多采用替代疗法，即用多巴类药物内服，有一定效果，副作用也大。

"诸风掉眩，皆属于肝"。肝为风木之脏，主藏血，体阴而用阳，主筋。肝血不足，阴不涵阳，阳动生风，筋失濡润，则失其柔和调达之性，故出现震颤、抽搐、僵直，紧张时痉挛更重，活动时迟缓不稳；肝失调达，魂魄无依，故表情呆板、淡漠、思维迟钝、言语不利、行动迟缓。故中医认为本病属风，病位在肝，一般属于肝血不足，虚风内动。但常与肾阴亏虚有关，肝肾同源，精血同归，肾精不足，脑海空虚，故健忘，思维迟钝。故又多采用滋补肝肾，精血同补法，以奏育阴潜阳，平肝息风之效。

由于本病病程迁延，容易传及他脏，影响心、脾、肺等。不能仅拘泥于肝肾。本案即由肝及脾，影响脾胃的运化与传导，出现便秘、腹胀。故治疗在滋补肝肾，养血柔筋的同时，又用黄芪、白术益气健脾以助运化，重用白术，加酒大黄以通腑降浊。以使脾胃健运，腑气通畅，清浊各有所归，攻补各有所主，药尽其效，乃收其功。

病例2 龙某，女，47岁，随军家属。1997年3月某日初诊。

自1996年初无明显诱因出现双手不自主抖动，紧张时更明显，以致不能持物，继而出现上肢关节强直，行动迟缓，言语滞涩，表情呆板。经我院神经内科诊断为帕金森病，服用美多巴、金刚烷胺等药治疗1年，症状有所控制，但出现口干、心烦、便秘等副作用，且症状时有反复。

为此请求中医治疗，来诊时见其双手微颤，动作开始时加剧，活动迟缓，转身缓慢，步履艰难，表情呆滞，言语謇涩，问答切题，主诉疲乏，口干，多汗，心烦，便秘。目前服用美多巴1片／次，3次／日。舌红、苔薄白，脉弦细。

病为颤证，证属肝肾不足，肝风内动，法当滋肾平肝，佐以益气养血。

拟方：熟地黄、龟甲、鳖甲、天冬、元参、黄芪、丹参、当归、白芍、枸杞子、知母、石菖蒲各15g，白术20g，枳实、肉苁蓉各10g，炙甘草 6g。每日一剂，水煎服。

二诊：服药 12 剂，口干、心烦好转，大便通畅，体力稍好，舌脉同前，上方继服 12 剂。

三诊：口干、心烦缓解，大便通畅，出汗减少，上肢强直减轻，言语较前改善。上方去知母，加山萸肉 15g。

四诊：根据症状变化，上方稍事增减，连续服用 3 个月，每日一剂。患者手颤减轻，活动增加，言语正常，仍眼神呆滞，表情不丰富。美多巴已减量至 1 片 / 日，完全停用则症状反复。

五诊：上方加减再服 2 个月，震颤明显减轻，上肢屈伸改善，活动较前灵活，表情增多，眼神可现笑意。仍服用美多巴。上方继服，巩固疗效。

末诊：上方加减治疗总共将近 1 年，症状基本缓解，活动接近自然，灵活而稳定，有时还可小步慢跑，美多巴用量减至半片 / 次。

【按语】本案与前例症状相近，治疗相仿，均采用补益肝肾、平肝息风与养血柔筋、益气扶脾的方法，经过长期的治疗而奏效。不同之处仅在本案未用攻下的酒大黄，而是通过用元参、当归、白术、枳实、肉苁蓉等养阴润肠，补肾运脾的综合方法，使其传化功能恢复正常，而避免了元气的进一步耗伤。这些药物同时又符合辨证施治的思想，兼具养血滋阴、健脾补肾作用，而不是专为通便。两案均取得良好疗效说明该法治疗本病确有较好效果，可以推广。

胡建华

周英豪 . 胡建华治疗震颤麻痹经验拾萃 [J]. 上海中医药大学学报，2000，14（2）：20-22.

病例 1 殷某，男，62 岁。1990 年 7 月 15 日初诊。

从 1985 年起，头部不自主晃动，肢体僵硬震颤，面容板滞，吞咽时引起咳呛，语言不清，形体消瘦，情绪急躁。脉弦细数，苔薄腻。外院诊断"震颤麻痹"。5 年来服用美多巴，目前剂量 37.5mg/d。症状逐步加重。

病由肾精亏虚，水不涵木，风阳扰动，筋骨失养。

治宜益肾养肝，息风通络。

处方：生熟地黄各 9g，山萸肉 9g，川续断 12g，明天麻 9g，嫩钩藤 15g，枸杞子 12g，大白芍 30g，粉葛根 12g，红花 6g，炙僵蚕 9g，蜈蚣粉 2g（分 2 次吞服）。

1990 年 9 月 9 日诊：服初诊方加减 45 帖，肢体震颤及吞咽时咳呛等症逐步缓解，语言较前清晰，睡眠好转，美多巴已由 37.5mg/d 减为 20mg/d。

处方：生熟地各 9g，山萸肉 9g，川续断 12g，明天麻 9g，钩藤 12g，白芍 30g，粉葛根 12g，紫丹参 15g，炙僵蚕 9g，旱莲草 12g，生南星 15g，蝎蜈胶囊 4 粒/次，日服 2 次。

1992 年 12 月 27 日诊：迭进益肾养肝、息风通络之剂，治疗 2 年余，肢体震颤基本消失，头脑晃动之象亦罕见，已停服美多巴 1 月余。患者为自己逐步康复而喜形于色。

处方：生熟地各 9g，山萸肉 9g，怀山药 15g，川续断 12g，淫羊藿 9g，枸杞子 15g，紫丹参 30g，白芍 30g，潼白蒺藜各 9g，明天麻 9g，钩藤 15g，生南星 15g，蝎蜈胶囊 2 粒/次，日服 2 次，以后继续服中药煎剂，并交替服用健步虎潜丸调理。至 1994 年 4 月 3 日，美多巴已停服 1 年半，病情保持稳定，症状得到控制，生活能够自理，基本恢复健康。

按语：治疗震颤麻痹，先生处方常用药物为熟地黄、山萸肉、淫羊藿、杜仲、天麻、僵蚕、木瓜、丹参、黄芪、蜈蚣等。如见精神疲惫、面色无华，加党参、当归调补气血；如见大便干燥，加肉苁蓉、生首乌补养肝肾、润肠通便；如伴耳鸣、眩晕，加枸杞子、石决明平肝潜阳；如见烦躁、心悸失眠，加酸枣仁、百合以安神除烦。

病例 2 李某，54 岁，1996 年 7 月初诊。

患者进行性肢体拘紧，震颤不已，活动僵硬，行走不稳，表情呆板，时常头昏，胸胁满闷，口流涎液，苔薄舌胖，脉弦滑。

病已年余，病由肝风痰浊流窜，阻滞脉络，而致筋脉失养。

治宜平肝息风、豁痰和络。

处方：天麻12g，钩藤15g，僵蚕12g，地龙9g，菖蒲9g，远志9g，丹参15g，白芍30g，生南星20g。另蝎蜈胶囊5粒／次，2次／日。

上方迭进35剂后，患者感步履较前轻松，肢体活动转灵活，能操持简单家务。继服：天麻12g，钩藤15g，僵蚕12g，丹参30g，白芍30g，远志9g，菖蒲9g，生龙骨30g，益智仁15g，生南星20g。水煎服。蝎蜈胶囊4粒／次，2次／日。随访1年，病情稳定。

按语：此案以先生独创复方四虫汤为基础随症化裁，则肝风痰浊蠲除有望。生南星有息风豁痰定痉之功，与天麻、钩藤、菖蒲、远志同用，以加强药效。白芍味酸入肝，养血柔肝以平肝息风，大剂量使用具有较好的降低肌张力和抑制不自主活动的作用，为治震颤、痉挛之要药。

病例3 陆某，61岁。

4年来进行性手足颤抖，肢体麻木伴有僵硬感，书写持物不稳，步履艰难，时常头痛，大便数日而行。苔薄腻，舌紫暗，脉弦细。

证属风阳上扰，血瘀阻络。

治宜平肝息风，化瘀通络。

处方：川芎9g，桃仁9g，红花6g，炙穿山甲片（先煎）12g，地龙9g，生铁落60g，天麻12g，钩藤15g，生大黄（后入）9g，生南星20g。水煎服。蝎蜈胶囊5粒／次，2次／日。

守方连续治疗1年余，诸症渐减，肢体活动便利，美多巴用量较前减少二分之一。巩固治疗1年后，病情稳定。

按语：此案证属肝风夹瘀痹阻脉络，故方中以天麻、钩藤、生铁落平肝息风；川芎、桃仁、红花活血化瘀；穿山甲、地龙、全蝎、蜈蚣搜风通络；南星化痰解痉；大黄开泄秽浊。

病例4 季某，男，62岁。2001年9月27日初诊。

患者左侧肢体颤抖、活动不利进行性加重4年。4年前自觉左上肢颤抖，并渐加重，引发左下肢及右侧肢体颤抖，行走不利，步履不稳，紧张时尤甚，全身紧张似捆，活动不利，起步艰难。外院诊断为帕金森病，予以美多巴治疗，逐步加量，然效果日降，现每日服用美多巴，每次2粒，每日3次，每次服药效果只能维持1小时左右。

刻下步态慌张，语言哆嗦，低头含胸，双上肢颤抖，表情刻板，大便干结，三四日一行。舌质暗红，苔薄腻，脉细。

证属肝肾亏虚，风阳扰动，瘀血阻络。

治拟滋补肝肾，息风和络。

处方：生、熟地黄各9g，制黄精15g，肉苁蓉15g，制何首乌15g，桑葚子15g，白芍30g，丹参20g，当归15g，天麻9g，嫩钩藤15g，炙地龙9g，石菖蒲9g，炙远志6g，制大黄4.5g，生天南星20g。另口服蝎蜈胶囊，每次5粒，每日2次。

方投20余剂，自觉症状大减，全身紧张现象减轻，活动较前便利，服西药后作用持续时间较长。坚持服用本方1年，颤抖减轻，遂服用美多巴至每次1粒，每日3次，半年后改用美多巴每次1粒，每日2次，症情明显减轻，生活完全自理，大便已调，生活质量明显提高。

按：帕金森病属于中医学"颤证"范畴，是神经系统极难治疾病之一。此病"壮年少见，中年之后始有之，老年尤多"，多与肝肾亏虚、气血不足有关。年老体力渐衰，肝肾精血不足，肝木不得肾水滋润，筋脉失养，风阳扰动，导致肢体震颤，关节僵直；或因劳倦思虑过度，饮食调控失当，气血不足，不能滋养四肢经络，导致筋脉拘挛，行动迟缓。显然其标亦为"肝风""瘀血"，但必须紧紧抓住"虚"之本。

本案处方标本兼治，重用生、熟地黄，制黄精、肉苁蓉、制何首乌、桑葚子滋补肝肾，制"风"之由，再用白芍养肝柔肝，息风止痉，在此基础上用天麻、钩藤平肝息风，全蝎、蜈蚣、地龙搜风剔络，生天南星止痉，丹参、当归养血活血。方中要点在于补虚为主，白芍用量宜大，以柔肝解痉。

赵绍琴

彭建中，杨连柱．全国名老中医药专家临证验案精华丛书·赵绍琴临证验案精选［M］．北京：学苑出版社，1996：151–152．

张某，女，49 岁。1989 年 12 月 6 日初诊。

患者一身颤动已经 2 年多，西医诊断为"帕金森综合征"。曾服用中药、西药疗效不显。刻诊时，患者精神呆滞，少言音低，震颤以上肢及头面部尤甚，伴有心烦梦多，纳食不香，舌红苔白，脉濡数且滑。

【辨证】证属血虚肝热，络脉失和。

【治法】拟清泻肝热，养血和络。

【方药】蝉衣 6g，僵蚕 10g，片姜黄 6g，柴胡 6g，黄芩 6g，川楝子 6g，木瓜 10g，钩藤 10g，赤白芍各 10g，桑枝 10g，丝瓜络 10g。

服药 14 剂，颤动已减，余症见轻，舌红苔白，脉濡软、沉取细弦，用疏调气机、养血育阴的方法。药用蝉衣 6g，僵蚕 10g，片姜黄 6g，钩藤 10g，川楝子 10g，旱莲草 10g，女贞子 10g，阿胶 10g（烊化）。

服药 7 剂，精神好转，颤动已止，二便正常，用养血育阴、疏调气机的方法。药用柴胡 6g，黄芩 6g，川楝子 6g，僵蚕 10g，片姜黄 6g，香附 10g，木香 6g，白芍 10g，炙甘草 10g，生牡蛎 30g。再服 7 剂，巩固疗效。

【按语】本病案以震颤为主，曾用不少中药，多以平肝潜阳、安神镇惊、祛风活络为主，西医曾用过左旋多巴等药，疗效均不明显。

赵师从脉、舌、症等综合分析，认为是血虚肝热络脉失和之证。因此先以清泻肝经之热，佐以养血和络的方法，服药 2 周，颤动大减。又以养血育阴，佐以清热之法，服药 1 周，病症解除。赵师说："用药不在轻重，重在切中病机。"

章真如

姚英英．章真如治疗震颤麻痹验案［J］．湖北中医杂志，1998，20（6）：43．

左某，男，58岁。

患者1989年7月出现头晕，颈项及双手震颤，表情呆板，四肢动作笨拙，行走呈慌张步态，睡眠不安，时作干咳。曾在某医院住院诊治，确诊为震颤麻痹，予安坦、金刚烷胺治疗，疗效不显。1991年来我院治疗。

入院时体检：体温36.9℃，脉搏为78次/分，血压120/105mmHg。神志清楚，精神欠佳，面色少华，表情呆板，颈项活动欠利，双手震颤，以左手为甚，步履不稳，上下肢协同动作少，饮食尚可，口不干，大便尚正常，小便余沥不禁，脉沉细，舌暗红，苔薄白。

辨证分析：患者长期从事脑力工作，思虑过度，伤及心脾。气血失养，致血虚生风，肝风内动，故四肢活动欠利，颤抖为甚。

诊断：震颤麻痹（气虚血瘀）。

治法：益气化瘀，镇潜安神。

方药：补阳还五汤加味。当归、地龙、赤芍、钩藤、僵蚕、全虫各10g，黄芪20g，桃仁6g，川芎、红花各8g，生龙牡、珍珠母各30g。

连服半个月，下肢感沉重而乏力，左手震颤明显。前方去龙牡，加广木香、砂仁、法半夏。

服用2个月，病人病情大减，唯感头晕心悸偶作，汗出有饥饿感，晨起有震颤，夜寐欠安，脉沉细，舌质淡苔薄白。再拟益气养血法，方用黄芪桂枝五物汤加减：黄芪15g，桂枝、炙甘草各8g，白芍、当归、僵蚕、山萸肉、鸡内金、木香各10g，红枣5g，砂仁6g，生龙牡30g。

治疗3个月后，患者可以上半班，但有时出现紧张感，双手轻微震颤，饮食尚可，二便亦调，脉弦细，舌质暗淡苔薄白。又拟镇肝息风法，药用：龟甲 30g，怀牛膝、麦冬、天麻各 10g，茵陈、玄参、夜交藤各 15g，代赭石、麦芽各 20g，甘草 8g，黄连 6g。后调理数月，痊愈出院。

按：章老认为，肌肉强直、震颤，大多数是肝风内动所致，中医应属"痉病"。此证在壮年多属热极生风；若在病后或老年，多属血液衰少，血虚风动。治当缓肝之急以息风，滋肾之液以祛热。此患者长期从事脑力工作，思虑过度必然伤及心脾，致气血失养，气虚血少，故筋络失养，发为震颤。脾主肌肉四肢，脾虚则四肢活动欠利。

章老治疗此病分三个阶段。第一阶段益气化瘀、镇痉安神，方用补阳还五汤加僵蚕、全虫等药；第二阶段益气养血，方用黄芪桂枝五味汤加减；第三阶段镇肝息风，方用镇肝息风汤加减。住院治疗 10 月余，病情逐渐稳定好转。出院时，患者表情基本恢复正常，震颤明显减轻，生活能自理。

高辉远

王发渭，于有山，薛长连．全国名老中医药专家临证验案精华丛书·高辉远临证验案精选 [M]．北京：学苑出版社，1995：83-86.

例 1 宋某，男，67 岁，干部。1988 年 12 月 16 日诊。

四肢震颤活动障碍半年。因手足颤抖不能自主，伴有僵直感，活动困难，语言迟钝，吞咽困难，在北京某医院诊为"帕金森综合征"。曾服用金刚烷胺、左旋多巴、安坦等药物治疗，症状无明显好转，遂求治于高师。

症见：老年貌，慢性病容，表情呆滞，慌张步态，言语迟涩，口角流涎，吞咽困难，四肢不自主抖动，头晕头痛，周身乏力，健忘多梦，下肢浮肿，二便尚可，舌质暗红，苔薄白中厚，脉象细弦。

【辨证】阴虚风动，风痰上逆，筋脉失荣。

【治法】滋阴柔肝，健脾祛痰，息风止痉。

【方药】玉竹 10g，天冬 10g，白芍 10g，葛根 10g，山药 10g，丹参 10g，天麻 10g，法半夏 10g，白术 10g，木瓜 15g，龙骨 15g，牡蛎 15g。每日 1 剂，水煎，分 2 次服。

6 剂后无不良反应，精神好转，头晕头痛减轻，睡眠稍有改善，但仍肢体颤抖，步履不稳，言语迟钝，下肢浮肿，舌脉同前。守原方加连皮茯苓 15g，又进 12 剂后，震颤减轻，运动较前灵活。高师谓治此等顽疾，非一日之功。仍宗原方出入，前后共服中药 108 剂，四肢震颤基本消失，已能缓慢行走，双手握力正常，头脑清醒，精神状态改观，表情正常，生活也能自理。

例 2 席某，男，53 岁，已婚，工程师。

1989 年夏天感到右肩周不适，右上肢背促受限，按"肩周炎"治疗。次年出现右手颤抖，北京某医院等地诊断为"震颤麻痹"，予服美多巴、金刚烷胺、安坦等治疗，病情日益加重。去年 7 月渐至右下肢发沉，持重力差，舌颤，流口涎，但一直坚持工作，8 月下旬突然发生尿潴留，在某医院行导尿两周，病势益重，卧床不起，生活不能自理，故由家属送来就诊。

症见全身颤抖，右侧肢体严重，双下肢中度浮肿，右上肢轻度浮肿，舌颤，语言低弱吟诗样，表情僵硬，口涎甚多，二便不利，睡眠差，舌尖红，苔薄白，脉沉细。

【辨证】证属心肝气阴两虚，虚风内动，病涉及脾肾。

【治法】柔肝息风，安心养神，佐以健脾益肾。

【方药】玉竹 10g，山药 10g，炙甘草 5g，小麦 10g，大枣 5 枚，怀牛膝 10g，木瓜 8g，川断 10g，生龙牡各 10g，天麻 10g，白芍 10g。

初投 6 剂，行走步伐更大更稳，食纳佳，吞咽顺利，但汗多乏力，大便先硬后溏，舌脉同前。上方加肉苁蓉 10g。6 剂药后，精神好转，肢体力量较前增，步履更稳，能自行上下楼，双手震颤减轻，右手震颤已不明显，仍汗多，舌颤，纳佳，二便调。舌正，脉沉细。上方去淡豆豉，加糯稻根 10g，带药 6 剂出院。

患者出院后继续在门诊治疗，仍依原方加减。如舌颤、手颤较明显加羌活，小腿发胀、发紧加豨莶草，口涎多加白术，小便失禁加益智仁、诃子，下肢浮肿加连皮茯苓。坚持用药至1990年5月初，患者生活基本自理，能自行翻身起床（已一年余均需家属帮助），表情正常，手颤、舌颤均消失，唯口涎较多，情绪激动时右手微颤，目前仍在巩固治疗中。

原按：帕金森征，亦称震颤麻痹综合征。与中医学中"颤振""颤证""振掉""内风""痉病"等病症的描述相似。目前治疗西医多应用左旋多巴替代疗法，虽有疗效，但不少患者因其不良反应大而被迫停药。按中医常规，多数医家从肝肾不足，气血两虚，痰热动风立论，疗效亦不甚满意。

高师在长期的医疗实践中体会到，本病特点为本虚标实，病位虽在肝，病久涉及心脾肾，为肝肾不足，虚风内动，脾失健运，心失所养。故投柔肝息风、养心安神、健脾益肾之剂奏效，后学深可为法。

言庚孚

言庚孚．言庚孚医疗经验集［M］．长沙：湖南科技出版社，1980：38-41.

例1 夏某，男，38岁。1965年7月8日初诊。

1958年秋，突发右上下肢震颤，伴麻木，触觉、痛觉均消失，经西药治疗40余天，下肢知觉恢复，但右上肢震颤加剧，行走不稳。疲乏无力，消谷善饥，便干尿黄，经某医院检查，诊断为帕金森病，治疗无效。诊视脉弦，舌尖红，苔黄少津，以其脉证，当责之于肝，肝主筋，肝藏血，血虚生风，肝阴不足，筋脉失于濡养，发为震颤，证属肝肾阴虚，筋脉失养。目前患者消谷善饥，大便干结如羊屎，此属胃火旺，肠津枯，拟养血柔肝，清胃润肠。

【**处方**】怀山药25g，鲜生地黄、火麻仁各12g，金石斛、杭白菊、全当归各10g，炙甘草3g。

二诊：上方连续服用40余剂，病情好转，纳食稍减，体重增加，但震颤未减轻，改用养血柔肝息风。

【处方】鲜生地黄、玉竹参各15g，川芎5g，杭白芍12g，秦艽、粉甘草、明天麻各3g，钩藤、全当归、炒僵蚕、川独活各10g。

三诊：服上方30余剂，震颤未减，体寒肢冷，食纳已转正常，二便平，改用补益肝肾，平肝息风。

【处方】生黄芪、熟地黄各12g，明天麻、山萸肉各6g，肉苁蓉、巴戟天、全当归、怀山药、云茯苓、钩藤、软白薇各10g，怀牛膝、炙甘草各3g。

四诊：上方30余剂，病情明显好转，纳食正常，走路不感摇摆，站立时仍有震颤，嘱其继续服上方，加枸杞子12g，生牡蛎20g，去巴戟天。

五诊：服上方20剂，震颤较前又有减轻，除站立时轻微震颤外，余无特殊。嘱其继续按上方治疗，以善其后。

例2 周某，男，38岁。1965年8月2日初诊。

因全身乏力，四肢酸软，骨节疼痛，握力大减，震颤，走路不稳已5年，经某医院检查，诊断为帕金森病。按痿证治疗，并用西药安坦300余片，均未见效，而来我院就诊。诊视脉弦细稍数，舌苔薄白带腻，参合脉症，肝之病也。肝血不足，筋脉失养，肝风内动，震颤频作。中医辨证：水不涵木，肝风内动。治以镇肝息风，柔肝舒筋，拟建瓴汤加减。

【处方】生赭石、嫩桑枝、玉竹、生牡蛎、生薏苡仁、生龙骨、鲜生地各15g，生白芍12g，净地龙、川牛膝各10g。

二诊：上方服用28剂，病情无明显改善，四肢仍是震颤，此风由血虚而生，镇潜无效，四肢酸软、骨节疼痛系络脉痹阻所致，当滋阴养血营筋，祛风通络。

【处方】鸡血藤30g，全当归、赤芍药、川牛膝、秦艽、宣木瓜、地龙各10g，炙龟甲25g，粉甘草3g，熟地黄、伸筋草各15g。

三诊：服用上方30余剂，药已中病，震颤有所减轻，仍感大便不畅，头昏痛，脚酸软，舌尖红，脉弦。此为阴血不足生火，循丹溪"阳常有余，阴常不足"之训，方转滋阴降火，宣通经络，拟大补阴丸加味。

【处方】熟地黄 20g，龟甲 25g，嫩桑枝 15g，川黄柏、肥知母、川牛膝、宣木瓜、秦艽各 10g，玉竹参、生薏苡仁各 12g，粉甘草 3g。

四诊：服用上方 30 余剂，震颤减轻，但近 2 天出现头昏痛，鼻干，左眼发红，上眼睑浮胀。脉浮数，薄白苔，舌尖红，有外感风热之候。法宜祛风清热，取消风散主之。

【处方】荆芥穗、北防风、连翘壳、桔梗各 10g，粉葛根 15g，薄荷叶、粉甘草、蝉蜕各 3g，炒僵蚕 6g。

五诊：服上方 3 剂，外表热邪已解，继续服用大补阴丸加味。

【处方】伸筋草、熟地黄各 20g，龟甲 25g，嫩桑枝 15g，川黄柏、肥知母、川牛膝、宣木瓜、地龙、秦艽各 10g，粉甘草 3g。

六诊：服上方 20 余剂，震颤减轻，行走时摇摆轻微，站立时才感震颤，生活能够自理，嘱按上法回当地继续治疗。

【解析】《内经》病机十九条"诸风掉眩，皆属于肝"。其中所指之"掉"，即振振摇动也。故震颤一证，病位在肝，肝乃风木之脏，主筋，藏血，肝血充盈，才能营气于筋。肝阴不足，肝阳偏亢，导致肝风内动，肝血亏虚，筋脉失养，发为震颤。肝属木，肾属水，母子之脏，息息相关，肝肾同源，故其治法，有滋肾水而涵木，养肝阴而助肾水。

例 1 肝风内动又兼胃火肠结，治先清胃润肠，后转调补乙癸而奏效。例 2 与例 1 不同，肝风内动，在于肾水亏而不能养肝木。除震颤外，尚有关节疼痛、四肢酸软等络脉痹阻之证。治取养血补阴佐以宣通经络之品而奏效。

本病虽表现为"风"，投息风、重镇、潜阳之品效果不佳，足以说明治病不能只顾其标，应按《内经》旨意，"治病必求于本"，肝肾兼顾，标本同治，方为上策，才能取得满意疗效。治疗中又因外感发热，病情发生变化，乃更以消风散"急则治其标"，待表解后仍以育阴潜阳、息风止颤之大补阴丸加味，复治其本，故可取得较好的疗效。于此亦可见辨证论治之灵活。

董建华

黎杏群．神经科病名家医案·妙方解析［M］．北京：人民军医出版社，2007：383-384.

张某，男，40岁，1970年5月2日初诊。

主诉：头摇不能自主，有时手颤，已有4年余。

患者先后在某医院诊断为帕金森综合征，经服药效果不明显。诊查：舌质红，苔薄白，脉象弦而尺弱。颤证，证属肾阴不足，肝风内动。治以滋阴、潜阳、息风。

【处方】生地黄24g，生牡蛎、生石决明、紫石英各30g，钩藤15g，鳖甲、白芍、僵蚕各12g，天麻10g。

5月11日二诊：上方服6剂，头摇手颤基本控制，复守原方去天麻、僵蚕，加制何首乌、龟甲、全蝎。

【处方】生地黄24g，制何首乌、龟甲、生牡蛎、生石决、紫石英各30g，钩藤15g，鳖甲、白芍各12g，全蝎3g。

【解析】本患者以头摇手颤为主症，故其病在肝。肝风内动，在于肾水亏而不能滋养，因此，首先药用牡蛎、石决明、紫石英重镇潜阳，地黄、白芍、鳖甲滋养肝肾；天麻、僵蚕平肝息风。后以上方加入制何首乌、龟甲滋其肾水；因缺药而去天麻、僵蚕，代以全蝎，足以肝肾兼顾，标本同治，取得满意疗效，观察多年未复发。

张羹梅

黎杏群．神经科病名家医案·妙方解析［M］．北京：人民军医出版社，2007：384.

王某，女，52岁，门诊号77/8475。1977年3月10日初诊。

主诉：左手足震颤已 8 年。

病史：起病于 1970 年。震颤先自左上肢开始，以后发展至左上下肢震颤抖动，但以手指部震颤最严重。行走时关节活动有阻力。在某医院神经科诊治，服用各种中西药物，未见显效，转来我院门诊。

症见：左手足震颤，不能自主，行动缓慢，振振摇摇；纳谷不佳，睡眠不酣，口干便坚。脉弦细，苔薄腻，质偏红。

证属血虚风动。

治法：平肝柔肝，养血息风。

【处方】生地黄、熟地黄、生黄芪、潞党参、制何首乌、川石斛（先煎）、怀牛膝各 12g，全当归、赤芍、白芍、枸杞子、桃仁各 9g，生龙骨（先煎）、生牡蛎（先煎）、珍珠母（先煎）各 30g，红花 6g，玄精石、淫羊藿各 18g。6 剂。

疗效：上方加减，服至 1977 年 6 月以后，左下肢震颤已明显好转。

【解析】肝主筋，肝血充，营于筋，如肝血不足，阴不制阳，而致肝阳偏亢，肝风内动，则震颤。故处方今用生龙骨、生牡蛎、珍珠母以平肝；当归、赤芍、白芍以柔肝；生地黄、熟地黄、枸杞子、川石斛以养肝；何首乌配当归、熟地黄、芍药、桃仁、红花等补血活血药，与平肝养肝药同用，则增强祛风、息风的功效。

王占玺

黎杏群．神经科病名家医案·妙方解析［M］．北京：人民军医出版社，2007：390-393.

例 1 季某，男性，52 岁，甘肃省某设计院干部。1974 年 10 月 14 日初诊。

诉 1971 年 10 月被土筐砸于头部后即意识不清，随即送往某医学院附属医院就诊，清醒后四肢不能活动，大小便失禁，不能进食而依靠鼻饲，经住院治疗半年后好转，逐渐由人扶持勉强行走，但头部晕痛不愈，全身发抖，尤以右半身为甚，走路颤抖而十分困难，右半身肌肉经常抽动，休息时颤抖加重，睡眠后则又消失，下颌及舌均有颤感，各个关节活动感到无力和困难，手不能拿碗筷，经该医院诊断为帕金森病，但又经2年诊治无明显进展，随即转院。

来京后又经北京市某医院神经科诊为"震颤麻痹综合征"，用丙环定、苯海索、东莨菪碱、比哌立登及左旋多巴等药物交替使用半年仍无进步。又来我院门诊，被人扶入诊室，步态蹒跚，呈欲倒状，舌苔薄白，舌质紫暗，脉象左弦大而无力，右稍滑。口角流涎不止，说话不清，多吐单字且中有停顿，面部缺乏表情呈"面具脸"，两手呈"搓丸状动作"，运动不便，不能写字，两上肢时弯曲呈"投篮状"，下颌及舌均有不停颤抖，头部呈点头样动作。

此"气血俱虚，瘀血内停"之候，用补阳还五汤加味。

【处方】党参45g，生黄芪30g，茯苓、当归、白芍、生桃仁各12g，川芎、红花、地龙各9g，炒枣仁、合欢皮各25g。

每日煎服1剂，本方加减服至半年，上述诸症已经减轻至半。又以上方加全蝎3g，蜈蚣3条，共为细末为丸，每丸重10g，又服用1年，则不需人搀扶可自己行走，说话较前好转，各部颤抖又有所减轻。患者要求服用汤剂，则将前方党参改为60g，生黄芪60g，嘱其隔日煎1剂。至1978年6月27日，讲话较为清楚，下颌及全身震颤基本消失，生活可以自理，然脉仍然虚大，又将前方制成丸剂，嘱其再服用一段时间为之善后。

【解析】该患者系因头部外伤后致血瘀于脑，蒙蔽神明，故意识不清。瘀血滞于脉络，则四肢不用。"死血不去，新血不生"。瘀血日久，则气血两虚，气虚无力运行血液，周而复始，即成痼疾。故治疗上以补气益血，活血祛瘀为治则，方中重用人参、黄芪，旨在鼓动正气，当归、川芎以行气活血，桃仁、红花活血祛瘀，四药合用共奏行气活血祛瘀之功，使死血去，活血生。地龙息风通络，枣仁、合欢皮安神，解郁除烦。全方兼顾气血、虚实，去旧生新，使气血畅行周身，濡养四肢百骸，是故顽症得除。

例2 张某，男性，48岁，黑龙江省宁安市干部。1979年10月28

日初诊。

自6年前发现高血压病，血压经常波动在（20～22.7）/（12.5～14.4）kPa[（150～170）/（94～108）mmHg]。自去年12月份，逐渐发现左手发麻，继之上肢肌肉常常呈有节律性抽动、震颤，手指呈不自觉的如丸物状搓动，并波及于左脚发麻、沉重感、发抖，渐及右手，持物时肌力较前明显为差，且手脚均有抽动，脚心发木，渐及全身抖动。

于今年5月住县、地区医院，均初步诊断为帕金森、脑动脉硬化、供血不足，曾用左旋多巴、苯海索、丙环定，静脉滴注右旋糖酐-10、川芎嗪等，均不显效，则加大左旋多巴用量为8片/次，每日3次，至9月初发现SGDT增高至150～170U（正常40），于10月初转来北京某医院神经科，查脑血流图双侧减弱，脑电图、胆固醇及血脂等均正常，亦诊断为帕金森病，可能为脑动脉硬化供血不足所致。

于10月28日来我院门诊，患者面部表情较差，如"假面状"，两肘前屈如"投球状"，走路困难不稳，站立时上半身前屈不稳。自诉："有时心情急躁，感情不易控制，稍有精神紧张则全身颤抖加剧，但入睡后则消失，记忆力大为减退。"舌苔薄腻，舌两边有瘀斑，左脉滑细，右关脉及左尺脉均涩，此为"气虚血瘀"之证。

【处方】党参、生黄芪各60g，太子参、钩藤各30g，赤芍、白芍各12g，生桃仁9g，红花、地龙各10g，蜈蚣3条，全蝎2g（研冲），每日煎服1剂。

二诊：前方服用10剂后，身抖减轻大半，走路较前有力，步态转稳，舌质仍暗，脉转虚大，将前方太子参改为60g，加枳壳10g。

三诊：上方服10剂后，除左脚稍麻外，其余症状基本消失，但近日天寒下肢有些发凉，舌苔薄腻，脉象小滑。大则病进，小则病退，继前意生黄芪改为90g，加附片12g，再与之服。

四诊：共服药20剂，除左腿稍感无力外，身抖等症状基本消失，舌净，质暗减轻，脉仍小而稍滑，患者要求返回黑龙江。如此"顽症"，恐难一举而愈，故将原方去附子，嘱归后再服30剂，并又将前方加红参30g，共为蜜丸，每丸10g，待服完汤药后，早晚各服1丸为之善后。

【解析】内风旋动可表现为2种不同的方式，一为内风旋动之象外露，显示出明确的风象，而见震颤不止之症；一为"内风暗扇"，不显露明确的风"动"之象。震颤病人震颤、强直等症多为非持续性，放松、平卧、睡眠时可消失，静止性震颤在睡眠时亦可消失，情绪激动、劳累等因素可使震颤加重。非持续性的发作特点说明内风旋动的重要作用。在本虚肝肾不足，脑髓受损与标实瘀血、顽痰并存时，内风时时而动，则表现出震颤病的一系列症状，同时在病情反复发作中逐渐加重。

本案中患者震颤为气虚所致。"气为血帅"，气虚则血虚，气血无力运行周身，故出现震颤诸症，用补阳还五汤。重用人参、黄芪旨在扶助正气，祛瘀血，使瘀血去，新血生，筋脉得养；复用蜈蚣、全蝎以防"虚则生风"之变，最后炼蜜为丸，以图根治。培本祛邪，消除内风旋动产生的基础，并且调畅情志，减少情志不遂、气机不畅而诱发的内风旋动。

此2例虽同为帕金森病，但病因有别。例1为外伤诱起，病程较久，气血俱虚而夹有瘀血，例2为脑动脉硬化所致，气虚尤甚，故例1气血双补，佐以活血化瘀，例2重在扶气，佐以活血化瘀为治，只重用参、芪而未用当归。早年岳美中老医师纯用参、芪治疗脑动脉硬化所致帕金森病即有成功之例。今用补阳还五汤加风药蜈蚣之类，其药效似较纯用参、芪为快，所以然者，这类病多夹有血虚、血瘀，风证之故耳。应用本法时，一定要突出参、芪的用量，先由小量开始，逐渐加量，每日可用30～120g。

夏　翔

黎杏群．神经科病名家医案·妙方解析 [M]．北京：人民军医出版社，2007：394-395.

王某，男，81岁。

肢体震颤进行性加重伴神志痴呆3年，曾在神经内科确诊为震颤麻痹，因服西药疗效不佳求诊。病人由家人搀扶而来，两手震颤抖动不已，行走跌冲向前，两膝僵硬，表情呆钝，反应迟慢，声音低微不清，口角流涎。家人代诉：其小便频数，余沥不尽，时有遗尿，大便难行，记忆力明显减退，有时不辨家人，生活难以自理。舌体胖、颤动、色暗，苔浊腻，脉沉濡两尺弱。

辨证：此乃肾元下亏，心肝两虚，风动痰瘀之证。投以益气活血，滋肾培元，养肝息风，化痰醒脑之剂。

【处方】补阳还五汤加味，黄芪、葛根、白芍、龙骨各30g，党参、川芎、锁阳、生何首乌、石菖蒲、白附子各15g，当归、生地黄、熟地黄、地龙、胆南星各12g，红花9g，钩藤18g。每日1剂。

服药2周后复诊，患者可自己行走，面露悦容，声音清楚，应答及时，口角无流涎，自述肢颤及肢体僵硬感有所减轻。遗尿未作，大便已调，药证契合，上方为主增减，共进60余剂，诸症再减，生活基本自理。嗣后改服夏老所创专治老年性脑病的回春饮口服液，随访1年，症情稳定。

【解析】帕金森病属疑难顽症，因具有风动之象，大多从肝论治。

夏氏认为，本证常发于老年高龄者，后期多伴痴呆病症，故属本虚标实之证，此案当辨证为肾元下亏，肝阴不足，虚风内动，气血违和，心失所养，痰瘀滞脑，治以补阳还五汤加味。黄芪、党参、川芎、葛根、红花、地龙补气活血，改善心脑血液循环；当归、地黄、白芍、何首乌、锁阳等，配伍钩藤、龙骨，滋培肾元，养肝息风；石菖蒲、胆南星、白附子豁痰开窍醒脑，共奏益气活血，滋肾养肝，息风醒脑之功。

梁乃津

高雪梅. 梁乃津教授用虫类药治疗杂病验案3则［J］. 新中医，2003，35（2）：64.

郭某，女，63岁，1994年3月13日初诊。

患者双手不由自主颤动3年，诊为帕金森综合征。近日双下肢行走困难，精神差，由家属扶助来诊。

症见：头晕眼花，胃纳差，倦怠嗜睡，大便秘结难下，双手不由自主颤动，双下肢无力，舌淡、苔白，脉弦细。

曾多处诊治，症状未有好转。现每天口服左旋多巴，药后有眼花等副作用，要求服中药。证属脾胃虚弱，肝肾不足兼夹瘀热。治以健脾益气，滋补肝肾，兼用虫类药以活血祛瘀搜络。

【处方】党参、黄芪、肉苁蓉各30g，当归、白术、杜仲、千年健各15g，炙甘草、巴戟天、柴胡各10g，陈皮6g。3剂，每天1剂，水煎温服。

二诊：服药后精神胃纳好转，倦怠减轻，仍见头晕眼花，双下肢无力，大便稍硬，舌淡、苔白，脉细，守原方续服7剂。

三诊：药后大便通畅，精神好转，仍见双手颤动，舌淡、苔白，脉细。守上方去肉苁蓉，加白豆蔻（后下）、淫羊藿各10g，继服7剂。

四诊：诸症减轻，手颤好转，舌淡暗红、苔少，脉细。

【处方】黄芪、党参各20g，熟地黄、茯苓各30g，当归、白术、麦冬各15g，柴胡、山茱萸各12g，升麻、全蝎各6g，蜈蚣2条。续服6剂。左旋多巴片由每天3片减至2片。

五诊：手仍颤动，双下肢有力，可自行来诊，左旋多巴自每天2片减至1片，舌红、苔白，脉细。守上方继服1个月余，症状稳定，除手微颤外，头晕眼花等消失，病情缓解，嘱病人逐减左旋多巴，并续上方随症加减，以巩固疗效。

【解析】本病为脾胃虚弱，肝肾不足，兼夹瘀热所致。方用补中益气汤加减健脾益气，再加熟地黄、山茱萸、杜仲、巴戟天等补肝肾以治其本。由于颤动日久，肝肾阴虚而出现双下肢足跟痛，全蝎、地龙、蜈蚣、丹参等活血清热，化瘀搜络，祛风止痛以治其标。本病乃本虚标实，梁教授根据中医的整体观标本兼治，使临床症状稳定和有效缓解，且减少西药用量，减轻其副作用，可延缓病情发展。

李昌达

李昌达. 疑难杂病治验录 [M]. 成都：四川科学技术出版社，1986.

吴某，女，60岁，兰州市某工厂职工。1995年2月19日初诊。

主诉：38岁时出现手颤，不久又出现腿脚颤抖，即去医院检查，发现两腿两臂肌肉进行性萎缩，诊为帕金森病。住院治疗近9个月，颤抖控制后出院，不到2个月复发，此后一直坚持治疗，中医、西医、针灸、按摩、穴位注射、电针、蒸气疗法等。由于不能工作，早已病退22年，现病情日益加重，全身僵硬，行动困难，需人扶持。

诊查：脉沉弱，时有歇止，舌质淡白，舌中心有裂纹。双手双腿震颤不已，不能控制，两腿两臂肌肉萎缩，行步不稳，需人扶持，动作不能协调，进食尤为困难，常由亲属喂食。形体消瘦，肢指发麻，失眠多梦，精神疲倦，四肢沉重乏力，懒言少语，急躁易怒，肌肉感觉迟钝，甚至不知痛痒。食欲睡眠均差，大便干燥难解，3～6日一行。

辨证分析：该患者辨证为气血两虚，肝肾阴虚。盖精血亏虚，筋脉失于濡养，则肢体颤抖、肌肉萎缩、麻木强直；气血两虚，故脉象沉弱，时有歇止，而舌质淡白不荣，精神疲倦，四肢沉重乏力，懒言少语，急躁易怒，肌肉感觉迟钝，甚至不知痛痒；盖肝藏血主筋，肾藏精主脑主髓主骨，而人之五脏六腑、四肢百骸、筋络皮毛莫不依赖气血煦之濡之，故证虽错综复杂，而致病之因则一也。

治法：补益气血，滋补肝肾之阴，佐以息风活血化瘀。

【处方】补阳还五汤加减：黄芪60g，防风20g，生地黄、肉苁蓉、白术各30g，当归15g，川芎、赤芍、桃仁、红花各10g。

二诊：服上方3剂，大便已不干燥，解大便吃力的情况减轻，仍眠差梦多。

【处方】黄芪、党参各60g，炒枣仁、当归各20g，地龙、川芎、建曲、赤芍各15g，生地黄30g，桃仁、红花、知母、茯苓、丝瓜络、穿山甲珠各 10g。

三诊：服上方 4 剂，精神睡眠明显好转，大便已通畅。双手颤抖有所减轻，梦已很少。

【处方】黄芪 120g，党参 60g，炒枣仁、当归各 20g，川芎、地龙、牛膝、焦山楂、赤芍各 15g，知母、茯苓、桃仁、红花、橘络、炙甘草各 10g，石决明、钩藤、生地黄、夜交藤各 30g。

四诊：服上方 4 剂，全身手脚颤抖俱已消失，行动亦已自如，此次来诊是自己一个人爬上 4 楼的，自称眠食俱佳。

【处方】按上方改黄芪为 15g，加穿山甲珠 10g，再服 4 剂后，接服下列丸剂：

麦冬、天冬、当归、川芎、生地黄、熟地黄、知母、茯苓、赤芍、白芍、桃仁、红花、全蝎、穿山甲珠、鹿茸、玉竹、淫羊藿、制何首乌、黄精，土鳖虫、山萸肉、建曲、焦山楂、制马钱子、橘络、鸡内金、桑葚子、女贞子、琥珀、北五味子各 30g，黄芪 150g，红参 100g，防风、肉苁蓉、丹参、鸡血藤膏、黑芝麻、炒枣仁、枸杞子、菟丝子、龟甲胶各 60g，白术 90g，天麻、蜈蚣、羚羊角各 20g。上药共为细末，炼蜜为丸，每丸重 10g，每日早、晚各服 1 丸。

同年 7 月介绍一病友前来就医，知道她服丸药后病未复发，身体健康，天天打牌玩。同年 9 月托友人告知丸药已服完，病已好了，睡眠饮食都很好，体重也增加了，是否还要吃丸药？因将处方略调整，去掉羚羊角、琥珀，嘱其再服 1～2 剂即可停药。

【解析】《难经》云"气主煦之，血主濡之"。筋脉之柔健，同样依赖气血的温煦、濡养。肾为先天之本，为五脏之根，肝肾不足，必累及气血之化生及气血之运行，加之高年久病，气血盈少亏多，遂失却濡养，筋脉失荣而虚风内动，发为颤振。

人之一身，外而皮毛肌肉，内而五脏六腑，乃至四肢百骸，莫不赖气以煦之，赖血以濡之。病者日久气血俱虚，肌肉筋脉失养，故补益气血以濡养筋脉，健脾益气以助运化，使之多进饮食而化生气血。本病主要症状为颤抖，此为风之象，《内经》云："诸风掉眩，皆属于肝。"掉，即颤抖、颤振也，故又应滋补肝肾之阴而息风，气以运血，以病气虚，故血行迟缓，可导致瘀阻脉道，故又应活血化瘀。

本虚标实之症，治当扶正祛邪。初用补阳还五汤加减以益气活血，养血通脉，继而在前方基础上加强健脾益气以助运化，并养心安神、滋补肝肾，兼息风通络，继用丸剂徐徐奏功，加穿山甲珠者，以其走窜之性引诸之力无所不至也。

潘澄濂

盛增秀. 中国百年百名中医临床家丛书·潘澄濂 [M]. 北京：中国中医药出版社，2001：166-169.

例1 朱某，男性，69岁。

患震颤麻痹病将近2年，向服西药。近来发现步履不稳，时有跌跤，且伴有大小便失禁，因此，乃来要求中药治疗。舌苔薄净、质红，脉象弦数。

证属营阴不足，肝风扇动，中气虚弱，收摄无权。

治宜滋阴息风，益中固肾法。

方用生地黄、龟甲、知母、黄柏、独活、当归、川芎、淫羊藿、益智仁、怀山药、萸肉、全蝎、僵蚕、陈皮、炙甘草等随症加减。

服药3个月后，步履稍稳，跌跤减少，大小便能控制。

例2 岑某，男性，92岁。

发现肢指震颤，写字困难。经西医诊断为震颤麻痹病，伴有室性早搏，以西药治疗。因近又发现夜半自觉憎寒发热，10余分钟后即复正常。早晨起床时，觉两足踝部如带束紧感，经活动后自行消失。舌质光红，脉象弦缓，间有歇止。加用中医治疗。

证属心气不足，气血失调，水不涵木，肝风冲动。

治以益气活血，滋阴息风。

药用西洋参、麦冬、五味子、生地黄、丹参、独活、木瓜、怀牛膝、僵蚕、钩藤、远志、菖蒲、炙甘草等加减之剂。

经服 60 余剂，夜半寒热、晨起足踝挛急及早搏均消失，继服黄芪生脉饮以维持疗效。

例3 赵某，男性，62 岁。

于 1987 年秋起发现上肢震颤，逐渐加重，经西医诊治，服两药安坦、多巴等，已将 2 年。近又发现两肩胛和肘关节疼痛，屈伸不利，遂来就诊。表现呈面具脸，手颤动如搓丸样，步履缓慢，纳差，便秘，足跗轻度浮肿。舌苔白腻，脉象弦缓。

证属风痰阻络，肢节不利。

治宜活血宣痹，息风涤痰。

药用地黄、川芎、当归、赤芍、独活、秦艽、胆星、威灵仙、茯苓、黄芪、焦白术、枳壳、全蝎、僵蚕、秦艽等，随症加减。

服药达 5 个多月，痹痛减轻，屈伸正常，并减轻了西药量，能恢复自理生活。

例4 唐某，男性，68 岁，医务人员。患震颤麻痹已 4 年余，向以西药治疗。近半年多来，精神抑郁，意识迟钝，语謇，答非所问，有时悲伤欲哭，然眠食尚正常。舌苔中部黄腻、边尖质红，脉象弦细。

证属心营虚损，内风扇动。

治宜益气补血，安神宁心。

药用人参、地黄、百合、当归、川芎、淮小麦、龙骨、生牡蛎、龟甲、菖蒲、远志、陈皮、炙甘草等。

随症增减，达 5 个多月，悲伤情绪见有好转，震颤仍未减轻。此外，尚有严某、王某等，均年逾八旬，患震颤麻痹病多年，嗣后发现意识迟钝，生活难以自理。故笔者认为震颤麻痹和老年性痴呆有一定内在的联系，且均与神经中枢的营养缺陷，以致变性有关。

综观上述的辨证治疗和一些医案举例的提示，以中医中药治疗震颤麻痹不是完全无效，对减轻症状，显露一些可喜苗头，但未达到理想的目的，也是事实。为此，笔者意见，为了长期服用中药的便利，首先必须筛选有效方剂，进行剂型改进，便利服用。其次，要采用中西医、针灸或体育锻炼的综合治疗，可能对提高疗效有所裨益。

孙允中

张英远，孙继先．孙允中临证实践录［M］．沈阳：辽宁人民出版社，1981：115-116.

石某，男，63 岁，职员。1964 年 5 月 6 日初诊。

四肢颤抖，手足麻木，不能自主，且心烦意乱，夜不成寐，约五年之久。近来需人扶持而行，言语不清，舌质赤，苔薄白，脉沉弦略细。此因年高体衰，营卫失和，筋脉失养，且肝肾不足，虚风内动。当以调和营卫，平肝息风为法：

桂枝 10g，白芍 15g，僵蚕 15g，生龙骨 50g，钩藤 15g，防风 10g，白术 15g，生牡蛎 50g，黄芪 20g，甘草 10g。3 剂，水煎服。

5 月 11 日二诊：

药后四肢麻木略减，上方续服 3 剂。

5 月 16 日三诊：

诸症平平，上方加海螺 40g，再进 3 剂。

5 月 21 日四诊：

颤抖大轻，上方加熟地 20g，继投 3 剂。

5 月 26 日五诊：

诸症续减，上方加全蝎 2.5g、蜈蚣 2 条，3 剂。

6 月 1 日六诊：

手足活动自如，颤抖停止，麻木消失，夜能安眠，仍予 3 剂，以善其后。

按： 本案颇与现代医学之老年性震颤麻痹相合，实为难治之疾。而中医认为系肝风内动使然，故平肝息风乃为正治。因其年过花甲，正气必虚，又兼补益气血，调和营卫，顽疾方除。

侯力娜

侯力娜．中医治疗神经系统疑难病的初步探讨 [J]．北京中医学院学报，1984，4：27．

某男，50 岁。四肢发僵，不自主颤动，行走困难一年。伴左手麻木，握物不稳，写字困难。在外院神经科诊断为"帕金森病"，服左旋多巴、安坦等药治疗，因副反应不能耐受，遂停药，于 1982 年 8 月转来治疗。

检查：神情呆滞，缺少表情，动作缓慢。四肢肌张力增高，伴不自主震颤，左手如搓丸样。走路起步慢，呈小步慌张步态，联合运动少。脉弦细，舌质暗淡，苔薄白。

本病属中医"振掉""痉证"。肝藏血、主筋，肝肾阴虚，肝血不足，筋脉失于濡养，虚风内动，筋脉拘急。

治以益气养血、柔筋息风之法。

药用人参粉、当归、白术、广木香、龙眼肉、党参、赤白芍、海螵蛸、茯苓、木瓜、炙甘草。

加减调服，病情逐渐减轻，3 个月后，四肢不自主震颤消失，除左上肢肌张力稍高外余均正常，走路恢复常态，两手自然摆动。改配丸药调服。

李辅仁

张昱．当代名医临床秘诀 [M]．北京：科学技术文献出版社，2003：315-316．

李某，男，82 岁。1991 年 6 月 28 日就诊。

患者神情呆滞，言语不清，走碎步，下肢无力，烦躁失眠，健忘，语言错乱，不能回答医生询问，忘记自己与人谈话内容。大便不通，舌质暗红，苔黄腻而薄，脉细滑。脑电图检查可见弥漫性节律紊乱，两半球散见慢波。瞳孔对光反应迟钝，皮肤见老年斑。

中医辨证认为老年人气血运行不畅，血脉瘀滞而蒙蔽神明，髓海空虚而出现脑力不足、眩晕、记忆力大减，肝肾不足，水不涵木，肝阳上亢则烦躁不安、失眠等。

治宜醒脑开窍，益肾填精补髓，予醒脑复聪汤治之。

方药：当归10g，何首乌20g，炒远志10g，桑葚10g，天麻10g，茺蔚子10g，菖蒲10g，白蒺藜15g，炒枣仁20g，瓜蒌30g，川芎10g，钩藤10g（后下），菊花10g，珍珠母30g（先煎）。每日1剂，头煎二煎药液合并400mL，早晚2次，空腹分服。

经服14剂后，舌苔黄腻消退，大便通畅，夜寐已安。又继服21剂后，可正确回答提问，行走碎步好转，可每天散步活动，关心周围事情，愿与家人交谈，仍疲乏无力。又继调治2月余，诸症均康复，仍予配丸药巩固疗效。

按：天麻、茺蔚子凉肝活血明目，配川芎、菊花清肝活血，明目醒脑；首乌、白蒺藜、桑葚滋补肝肾，填精健脑；珍珠母、钩藤柔肝息风止眩晕；菖蒲、远志醒脑开窍；瓜蒌配首乌滋肾润便，宽胸解郁。

郑绍周

张保平，姜秀云，金杰．郑绍周辨治震颤麻痹的经验［J］．中国医药学报，2003，18（4）：221-222．

刘某，女，67岁，2000年10月就诊。

主诉：左手震颤2年余，伴行走迟缓，神疲乏力，近3个月出现反应迟钝。患者来诊时左手不停颤动，平素不能持物，经常打碎碗碟，行走不稳，举步维艰，两年来病情逐渐加重，精神不振，反应迟钝，下肢软弱无力，小便淋沥，夜尿频多，舌质暗红，苔薄黄，脉细。脑 CT 示：①脑萎缩；②双侧腔隙性脑梗死。脑 TCD 示大脑前、中动脉及椎基底动脉供血不足。平素有高血压病、高脂血症病史。本病人属高年体虚，多病交织。

辨证属肝肾亏虚、风痰瘀阻。

治宜培补肝肾息风、化痰活瘀通络。

药用鳖甲（先煎）10g，生龟甲（先煎）10g，生白芍 30g，生牡蛎（先煎）15g，生地黄 20g，蜈蚣 2 条，牛膝 20g，石菖蒲 25g，钩藤 15g，南星 12g，郁金 20g，全蝎 9g，僵蚕 12g，川芎 30g。

服药 10 剂后，患者自诉精神明显好转，下肢较前有力，遂在上方基础上加益智仁、地龙继服 50 剂。

12 月 20 日再诊，患者已面色微红润，左手仍颤动，但频率、幅度较前明显减轻。行走已平稳灵活，小便淋沥及夜尿频多症状消失。去鳖甲、生龟甲、益智仁、蜈蚣，加白术、党参、鸡血藤、女贞子和旱莲草。

此方前后服用约半年余，患者手基本不颤，可用左手持物，独立生活，偶在情绪激动时出现短暂颤动，余症消失。后又巩固治疗 1 个月后停药，随访 4 个月未见复发。

李士瑾，姜秀云. 郑绍周教授治疗震颤经验 [J]. 陕西中医，2003，24（10）：918-919.

张某，女，70 岁。以"双手颤抖 6 年余"于 2000 年 4 月初诊。

患者原有糖尿病病史 10 年，腔隙性脑梗死病史 7 年。6 年前出现双手颤抖，渐进性加重，经多方求治，无明显疗效。

就诊时症见：双手颤抖，静息时加重，不能持物，伴头晕耳鸣，神疲乏力，记忆力差。舌质暗红、苔薄白，脉沉细。查体见双上肢肌力 V 级，肌张力增高，腱反射（＋＋＋），双下肢肌力 V 级，肌张力正常，腱反射（＋＋），痛温觉减退，双巴氏征（＋）。颅脑 CT 提示双基底节区多发腔隙性脑梗死。

诊为震颤，精气亏虚，瘀血内阻。

治则：补肾益气，活血通络。

方药：黄芪、葛根、黄精各 30g，赤芍 25g，菟丝子 20g，全蝎 10g，蒸首乌、僵蚕、川牛膝、女贞子、当归各 15g，水煎服，日 1 剂。黄芪针、杏丁针静滴。

7 天后，病人自觉精神好转，15 天后停用针剂，原方加白芍、沙苑子、广地龙、水蛭以养阴通络。1 个疗程后复诊，颤抖减轻，神疲乏力好转，继以原方加减服用 2 个疗程，原症状基本消失，停用汤药，口服益脑宁、化风丹以巩固疗效，随访至今未复发。

周绍华

王毅，姚艳妮. 周绍华治疗震颤麻痹经验 [J]. 中西医结合心脑血管病杂志，2006，4（11）：1027-1028.

病例 1 刘某，女，77 岁，1999 年 8 月 13 日就诊。

因四肢颤抖、双下肢无力多年，曾在各级医院诊断为帕金森病，诊时伴有四肢麻木，言语不利，倦怠乏力，舌质暗红，苔薄白，脉细。

辨证为气血两虚。

治以益气养血息风。

方药：酒熟地 30g，杭白芍 30g，抚川芎 10g，全当归 12g，醋龟甲 30g（先煎），阿胶珠 10g（烊化），明天麻 10g，全蝎 5g，蜈蚣 3 条，白僵蚕 15g，生黄芪 30g，菖蒲 12g，郁金 10g，生甘草 10g。

服上方 6 剂后手抖及双下肢无力均较前好转，走路明显有力，睡眠差，上方加麦冬 12g、夜交藤 30g、合欢皮 15g。

服至 9 月 7 日肢体麻木及发抖、说话均改善，较前精神好转。改为丸药，处方：酒熟地 75g，白芍 60g，当归 60g，川芎 50g，阿胶 50g，鹿角胶 50g，丹皮 50g，炒杜仲 60g，牛膝 60g，生晒参 20g，天麻 50g，全蝎 30g，蜈蚣 20 条，白僵蚕 60g，黄芩 50g，生甘草 30g，共研细末，炼蜜为丸，每丸重 10g，每服 1 丸，日服 2 次或 3 次。

病例 2 周某，男，69 岁，1997 年 3 月 18 日就诊。

诊断为帕金森病。症见双手发抖，以右手为重，静止时明显，慌张步态，面部表情呆滞，舌质红、苔薄黄，脉弦细稍数。

辨证为阴虚有热。

治以滋阴清热，息风定搐。

方药：醋龟甲 30g（先煎），醋鳖甲 30g（先煎），炮山甲 15g（先煎），杭白芍 30g，全当归 12g，干生地 30g，条黄芩 12g，广地龙 12g，五味子 10g，牡丹皮 10g，全蝎 6g，蜈蚣 3 条，嫩青蒿 15g。水煎服。

连续服用 2 年多效果很好，上述症状基本控制。1999 年 9 月 10 日来诊时双手略发抖，走路平稳，舌质暗红、苔黄，脉弦滑。继用上方，全当归加至 15g，加阿胶珠 10g（烊化），7 剂。

张沛霖

段晓荣，何梅光，张沛霖．张沛霖老师临床经验拾贝 [J]．针灸临床杂志，2005，21（3）：5．

张沛霖主任医师是国家级名老中医，全国名老中医学术经验继承人导师，从事针灸临床工作五十余载，学验俱丰。张老针灸临床治疗以脉为证，强调辨证，辨经脉，辨补泻。笔者有幸跟师学习，现将张老师的临床经验举例介绍如下。

周某，男，55 岁，双手颤抖 2 年。患者 2 年前无明显诱因感双手颤抖，症状逐渐加重，手指呈搓丸状，不能做精细动作，轻度前冲步态，语言不清晰，上肢麻木、无力，动作迟缓，脉诊寸口脉气浮弱，关尺延长。

此为肝肾阴虚，六阳经气滞于上，足太阳跷脉经气无以引血入脑。取百会、通天、络缺、头维、悬厘、养老、阳池、太冲、跗阳、交信、太溪，补阳泻阴，用经穴激光刺入完骨，连续治疗 5 次即觉语言功能恢复，发音障碍消除，治疗 10 次后，已能正常工作。

按：震颤麻痹又称为帕金森病，是以肢体震颤、肌肉强直，运动减少及姿势障碍为主要特点的疾病。一般认为可能是大脑中某些物质如多巴胺的减少或变性所致。另外，脑动脉硬化、颅脑外伤也可出现类似震颤麻痹的症状。

本病多见于50岁以上的老年人。中医认为本病属"颤证""痉病"的范围，发病的原因可由于平素不注意调养，年过半百后肝肾亏虚、阴不制阳、水不涵木、虚风扰动，流窜四肢所致。亦可因抑郁恼怒，肝气郁久，化阳生风，横窜四肢，扰乱经络，肢体不能自主而震颤。

张老认为此患者属初期的单纯震颤型，脉象上表现为寸口脉气浮弱，关尺延长，太阳脉虚陷，是六阳经气滞于上，足太阳经气无以引血入脑而发病，属肝肾阴虚，阴不敛阳，血不养筋与手足六阳经不相顺接，针灸治疗的原则是滋补肝肾，育阴息风。以手足太阳、足少阴经穴位为主，手法采用补阴泻阳。

鲍远程

汪瀚，童建兵．鲍远程治疗帕金森病的经验［J］．中医药临床杂志，2010，22（11）：1018-1019.

某男，72岁，因渐进性四肢抖动、肢体僵直、动作缓慢6年入院。

2004年在日常生活中出现右手抖动，静止时明显，紧张时加重，持物不灵，渐渐发展至右下肢，逐渐延及左手、左下肢，动作缓慢，肢体僵直。在外院诊断为帕金森病，一直以多巴丝肼、金刚烷胺、苯海索等治疗，初期疗效尚可，但逐渐疗效减退，肢体抖动明显，翻身、行动困难，而2009年8月15日求治于我师。

初诊：表情呆板，面色晦暗，言语含糊，行动困难，家人搀扶，四肢静止性震颤明显，以右侧为甚，四肢肌张力齿轮样增高。怕热多汗，心烦口干咽燥，大便干结，舌质暗红，脉弦细数。

证属肝肾阴虚，兼气滞血瘀。

治以补益肝肾，育阴息风，养血化瘀。主治肝血不足，筋脉失养，瘀血内阻，虚风内动。

方用：何首乌 30g，生地黄 20g，白芍 30g，天麻 20g，当归 20g，蜈蚣（去头足）2 条，全蝎 10g，珍珠母 30g，煅龙骨、牡蛎各 20g（先煎），葛根 25g，木瓜 20g，丹参 30g，五味子 15g。每日 1 剂，水煎 2 次，分 2 次温服。功效：滋肾柔肝，平肝息风。

二诊（2009 年 8 月 29 日）：服中药 14 剂，西药依原剂量服用。自诉肢体抖动、双下肢僵硬感较前好转，出汗减少，仍有头昏、口干、大便秘结，舌暗红。去蜈蚣、全蝎，加怀牛膝 12g 活血通经，补益肝肾，强筋健骨；石菖蒲 20g 补肾健脑，化痰开窍；火麻仁 10g 润肠通便。

三诊（2009 年 9 月 12 日）：下肢行走明显改善，右上肢抖动、四肢僵直减轻，精神转佳，大便正常，口干消失，偶有脘腹胀满。上方去火麻仁、龙骨、牡蛎，继续服用，随访患者症状基本控制，病情稳定。

按：患者出现烦躁、便秘、舌红、脉弦细等阴虚见症，阴精亏损，体虚显著，重用生地黄、何首乌。其中何首乌味甘而涩，微温不燥，善补益肝肾，养血滋阴，收敛精气，为平补阴血之良药；生地为滋阴之上品；当归养血祛风，五味子益气生津，津血同源，更加滋阴之效能。肢体僵直、拘挛、肌张力较高，葛根、木瓜及大剂白芍柔肝止痉，舒筋活络，又可滋阴生津，补充阴血，特别是白芍性寒味酸，补肝柔肝，缓肝之急，可"敛肝之液，收肝之气，而令气不妄行"。震颤显著，天麻性平味甘、辛，主入肝经，善息风止痉，祛风通络，珍珠母、龙骨、牡蛎重镇息风为主，方中亦可酌加龙牡之量，此类药品又能镇心宁神止汗，对兼有心悸、失眠、多汗之症者尤为合用。病久多瘀，丹参活血化瘀。

隆呈祥

隆呈祥，韩晓军，刘岑 . 颤振平胶囊治疗血管性颤证 26 例 [J]. 中国中医药信息杂志，2002，9（12）：41-42.

孟某，男，59 岁，于 2000 年 11 月 27 日初诊。

患者主诉于 1999 年 8 月患腔隙性脑梗死后，右侧肢体轻瘫，右侧肢体颤抖、发僵、行步困难。经中西药治疗轻瘫已缓解，但肢体发僵、颤抖未见好转，以致动作迟缓，行走不便，需他人搀扶或拄杖。曾在北京某医院被诊为"帕金森综合征"，服用安坦、左旋多巴类药物效果不显而停药，今前来我院神经内科就诊。

查体症见：表情呆板，反应迟钝，轻微面具脸，颈背略前倾，言语构音欠清，右手握物不稳，写字不能，右上肢震颤轻微，右下肢震颤幅度中等，右侧肢体肌张力增高，呈铅管样强直，不能独立行走，右侧巴宾斯基征阳性。头颅 CT 提示左侧基底节区腔隙性梗死。舌体略瘦，舌质暗红，边有瘀斑，舌苔薄白，脉弦细。

中医诊断：颤证（肝肾阴虚，血瘀风动）。

西医诊断：帕金森综合征。

初诊时给予颤振平胶囊（其主要组成为生大黄、水蛭、虻虫、羚羊角粉等），每次 4 粒，每日 3 次，并配合滋补肝肾汤剂：生熟地黄各 20g，何首乌 20g，山茱萸 10g，阿胶 10g（烊化，冲），鹿角胶 10g（冲），菟丝子 10g，生黄芪 30g，连服 21 剂。

2000 年 12 月 19 日复诊，患者主诉右侧肢体颤抖、僵直减轻。继服颤振平胶囊，每次 4 粒，每日 3 次，连续服用 70 天。

2001 年 2 月 28 日复诊，患者震颤、肢体拘挛等主要症状基本缓解，能独立行步。用《重庆标准》评分，疗前评分 23 分，疗后评分 7 分，疗效评分为 69.56%，属明显进步。为巩固疗效，嘱病人继续服用颤振平胶囊 3 个月。

陈德润

郑开明. 陈德润治疗老年帕金森病经验 [J]. 河北中医，2009，2（31）：169-170.

李某，男，60 岁。2005 年 4 月出现动作迟缓，后逐渐出现双手震颤，行走慌张步态，止步及转弯困难，面部表情单调，经本院确诊为帕金森病，给多巴丝肼后出现心悸、口干和便秘等症，患者拒绝接受西药治疗。2007年5月18日请陈德润教授诊治。查舌质嫩红，苔薄白少津，脉沉细数。

中医辨证为肝肾阴亏，风痰阻络，气虚血瘀。

处方：生地黄10g，熟地黄10g，山茱萸10g，枸杞子10g，制何首乌10g，龟甲10g，玳瑁10g，生龙骨30g，生牡蛎30g，天麻10g，钩藤10g。水煎服，日1剂。

加减服用2个月余，动作迟缓、双手震颤、行走慌张步态等症状明显减轻。

程为平

池艳茹，程为平．程为平教授用天元冲剂治疗帕金森病的临床体会[J]．中医药信息，2009，26（1）：49-50.

培某，男，66岁，2007年10月初诊。

主诉：静止性震颤伴慌张步态20余日。现病史：该患于20天前无明显诱因出现右手指呈节律性伸展和拇指对掌运动，频率5～6次／秒，静止时出现，紧张时加重，睡眠时消失。并有右下肢肌肉强直，活动不灵，行路筋痛，起步困难，碎步，呈慌张步态，身体前倾。睡时肌肉疼痛，翻身困难。行路500米以上多汗，周身乏力，少气懒言，精神倦怠。舌脉：舌淡胖，苔薄白，脉细数。

诊断：中医：颤证；西医：帕金森病。

辨证：肝肾阴虚，气血不足，筋失所养。

治则：滋补肝肾，益气养血，缓肝息风。

治疗：天麻15g，延胡索15g，葛根15g，白芍15g，当归15g，生地黄15g，黄芪15g，桑枝15g，桂枝15g，人参10g，茯苓10g，白术10g，甘草5g。上方每日1剂，水煎2次，每次30分钟，2次滤液

400mL，每日2次，每次200mL，早晚饭后30分钟温服，3个月为1个疗程。

一疗程后患者精神好转，面色红润。手颤频率减慢，慌张步态明显缓解。静坐后自行起来无须人搀扶，右下肢活动灵活，可独立行走几公里，舌淡红，苔薄白，脉滑。

龚誉华，迟艳茹，程为平．程为平教授针灸治疗帕金森病的临床经验[J]．针灸临床杂志，2008，24（9）：54-56.

李某，男，57岁，黑龙江省佳木斯人。四肢震颤明显2年余，震颤初发于左侧上肢，逐渐呈"N"字形进展波及至右侧下肢，面部表情轻度呆板，书写较缓慢，出现"小字症"，行走步幅小，伴慌张步态，轮替动作中度减慢，动作时有停顿，日常活动较慢，有时需要帮助，汗出量多，舌红苔黄腻脉数。曾在当地医院治疗，以"帕金森病"服用美多巴治疗，现每日服用6片（750mg），症状仍时有波动，为求进一步治疗而就诊于本院门诊。

经仔细询问查体，中医四诊合参，辨证论治，西医诊断为帕金森病，帕金森运动功能评定量表（MDR-SPD）评定为2级，中医诊断为颤证，病机为湿热内蕴，上扰脑神，四肢失用。

治疗头针取百会、神庭和舞蹈震颤控制区，体针取三间、通里、大陵、气海、命门、复溜、太溪、申脉、照海等穴，每天针刺治疗一次，每次留针40分钟，每隔10分钟用泻法行针2～3分钟，针刺治疗同时继续服用美多巴。

经过10天的治疗，患者自汗症状明显好转，汗出减少。经过1个疗程后，美多巴服用量减至5片（625mg），同时各症状与初诊时相比稍有减轻。又经过1个疗程的治疗，患者症状基本稳定，同时美多巴的服用量减至4片（500mg）。患者自觉病情好转，遂继续巩固治疗1个疗程，至结束治疗时，患者每日服用美多巴4片（500mg），同时症状已明显减轻，MDR-SPD评定为1级。

刘建设

刘建设，张怀印．从"痰"论治举隅［J］．中医杂志，2008，49（12）：1140-1141.

马某，女，54岁，2007年9月8日初诊。

患帕金森病1年，服美多巴片，未能控制，表情呆板，肢体震颤，两手笨拙，动作失灵，步履蹒跚，心情焦虑，烦躁失眠。舌红，苔黄微腻，脉弦滑。

证属痰热扰心，肝风内动。

治宜清热化痰，平肝息风，镇心安神。方似涤痰汤化裁。

处方：竹茹12g，半夏12g，黄连10g，茯苓30g，枳实15g，太子参15g，胆南星8g，天竺黄10g，生龙骨、牡蛎各30g，全蝎10g，僵蚕10g，赤芍、白芍各15g，川芎12g，甘草10g，夜交藤30g，合欢花15g，远志8g，蝉蜕6g。

9月30日二诊：服上方14剂，症状有明显改善，震颤基本控制，走路平稳，心烦减轻，睡眠好转。舌红，苔薄黄，脉滑。加琥珀粉3g（分冲）。

11月4日三诊：经上方加减服药40余剂，患者症状明显改善，精神正常，面有表情，肢体已不震颤，走路正常，心不烦，睡眠好，舌红，苔薄，脉沉。

按：帕金森病属中医"风痱病"的范畴，治疗多用补肾填精之法。本案从心、肝、脾三脏入手，心主神明，痰浊扰心，则心烦不眠，神志呆滞。肝主筋，为罢极之本，肝阳化风，肝风内动，则肢体震颤，动作失灵，步履蹒跚。脾主运化，脾虚失运，则聚湿生痰。方以竹茹、半夏、黄连、枳实、胆南星、天竺黄、远志清热化痰；茯苓、党参、甘草健脾祛湿；生龙骨、生牡蛎、全蝎、僵蚕、蝉蜕、赤芍、白芍、川芎养血镇肝息风；夜交藤、合欢花养心安神。从这个案例说明，风痱病不单单是肾虚，与心肝脾三脏也有密切关系，治疗不单单是补肾，健脾、化痰、息风、清心都可视病人情况而定，不可偏于一隅。

吴少东

吴少东，何建萍. 丹栀逍遥散的临床应用 [J]. 陕西中医，2008，29（4）：494-495.

李某，男，56岁。2007年4月12日来诊。

患者被子女扶入门诊，自诉四肢抖动5年余，一直未诊治。就诊时表情呆滞，四肢抖动，以右侧为重，行走缓慢，步态偏小，僵直感，偶有头晕，心悸烦躁，右胁不适，纳差乏力，夜寐不安，舌质淡苔白，脉弦细数。

查体：血压150/90mmHg，四肢肌张力增高，呈"铅管样"改变，确诊为原发性帕金森病。

中医辨证血虚肝郁，脾虚肝亢，方以丹栀逍遥散加减：

丹皮、当归、生地、熟地、旱莲草、钩藤、白蒺藜、茯神、郁金、枣仁各15g，焦山栀、柴胡、白芍、制首乌、枸杞子、女贞子、白术、炒枳壳各10g，生甘草6g。7剂，水煎内服，每日1剂，并予美多巴0.25g，一天3次，口服。

1周后复诊，已能自行上楼，表情喜乐，下肢较上肢灵活，精神较佳，右胁不胀，手足心热除，头晕减轻。以上方加龟甲15g，党参20g，连服2周，症状已明显减轻，四肢不抖，行走灵活自如，四肢肌张力较前明显改善，嘱继服美多巴0.25g，一天3次口服，并间服上方，一年后病情平稳。

本病多由气血亏虚，肝肾不足，虚风内动，或肝阳上亢，气滞血瘀所致。肝藏血，肾藏精，若摄生不当或疾病所伤，肝肾亏虚，精血俱乏，虚风内动致肢体抖动；五志过及，郁而化火，横逆克土，脾土不足，四肢颤抖不停。该患者主要病机属于血虚肝郁化火，肝阳上亢，加有脾虚失养，方药对症，取效较好。

临床治疗帕金森病，笔者喜用丹栀逍遥散加减，能明显改善患者症状，减少美多巴用量，有的患者可逐渐停用美多巴，说明丹栀逍遥散治疗帕金森病有较大的探索价值。应用该方重在加减变化：如髓海不足，可加紫河车、龙眼肉、桑葚子、龟甲；如心火旺可加天冬、莲子心、麦冬、五味子；如肝阳上亢可加钩藤、天麻、杭菊、桑叶。但一般不加用石头类药物，如生石决、珍珠母等；痰热上扰可加胆南星、半夏、远志、郁金等。

任志东

任志东. 涤痰汤治疗脑系疑难病验案 3 则 [J]. 新中医，1999，31（4）：30.

王某，男，68 岁，1997 年 2 月 25 日诊。

左手及前臂不自主颤抖，伴头摇、下肢麻木 5 个多月。西医诊断为帕金森病，因治疗效果欠佳而要求中医治疗。诊时患者左手颤抖不已，面色白，舌淡白、苔白厚，脉弦滑。

中医诊为颤振，证属痰湿阻络，虚风内动。

治以化痰去湿，柔肝息风。方用涤痰汤加味。

处方：石菖蒲 15g，半夏、胆南星、白术各 20g，竹茹 30g，陈皮 10g，当归、白芍、钩藤各 50g，龙骨、牡蛎、地龙、丹参各 30g，枳壳、僵蚕、川芎各 15g，朱砂（冲）、琥珀（冲）各 1g。

3 月 4 日二诊：服药 7 剂，颤振发作频率明显减轻。

原方续服至 4 月 27 日再诊，患者云此间颤振发作 1 次，原方白术加至 30g，以增强健脾去湿之功而绝其痰源。服至 5 月 20 日，因颤振未再发作而停药，随访至今未复发。

按：帕金森病又称震颤麻痹，现代医学认为：本病系脑黑质细胞破坏，神经传导物质多巴胺减少，导致运动中枢神经活动失衡。中医学谓之"颤振"，如《证治准绳》云"颤，摇也；振，动也"，泛指头摇肢颤之证。大抵由津血不足，筋脉失养，虚风内动，或由痰阻脉络，致使经脉之气不守正位，而使肢颤头摇。

本例系痰阻风动，故以涤痰汤加白术化痰去湿为主，鉴于该例具有明显津血不足见症，故重用当归、白芍补血益阴，归芍二药，一温一寒，一刚一柔，刚柔共济，融涤痰开窍之中，补血不嫌燥，柔刚不伤阴。

乔树真

乔树真，王杰，白彩娥．定颤汤治疗帕金森综合征 42 例 [J]．陕西中医，2003，24（2）：138-139.

孙某，男，64 岁，教师。双上肢不自主抖动 4 年，伴头昏，肢体活动减少，走路慌张不稳，少寐多梦，口干，纳食正常，大便干，舌质红、苔薄黄，脉弦细。有高血压病史 10 年，多发性脑梗死 4 年。

西医诊断：帕金森综合征，脑梗死，原发性高血压病 Ⅱ 期。

中医诊断：颤证。

辨证：肝肾阴虚，肝风内动，筋脉失养。

治宜滋补肝肾，活血通络，息风止颤。

投以定颤汤加麻仁 30g，生地 24g，每日 1 剂，每剂水煎 400mL，早晚分服。

服用 2 剂后大便通利，连服 15 天后，双上肢不自主抖动有所减轻，口干寐差好转。继以上方服用 30 天后，双上肢抖动基本消失，以后间断服用本方，症状未见复发。

董爱玉

董海浪．董爱玉运用六味地黄丸治疗帕金森病的经验 [J]．国医论坛，2007，22（1）：10-11．

1. 肾精亏虚案

许某，男，46岁，徐州市大屯煤电公司干部，1986年7月12日初诊。

主诉：右手震颤2年，左手震颤1年余。近来右手无法握笔写字，情绪激动时抖动加剧，入睡后如常人，伴腰酸、失眠、头晕，苔薄黄，脉弦。

证属肾精亏损，水不涵木。

治当补肾填精，滋水涵木。用六味地黄丸加减治疗。

处方：熟地30g，怀山药25g，山萸肉15g，黄精30g，杜仲25g，川芎20g，丹参20g，桃仁9g，红花12g，生薏苡仁50g，炒枣仁25g，夜交藤25g，党参30g。水煎服，每日1剂。并嘱患者辅以食疗方猪蹄汤。上方加减治疗53天，病告痊愈。

按："人卧则血归于肝"（《素问·五脏生成》），睡眠时血藏于肝，濡养于筋膜，故震颤症状消失。"肝藏血，心行之，人之动则血行于诸经，人静则血归于肝藏。何者，肝主血海故也"（王冰注释上文语）。肝血不足，则心（即神）所行之血少，人动则不能随行于诸经，魂不随神往来，魄不并精出入，魂升魄降受阻，故精神紧张或情绪激动时加重，紧张及激动缓解后则减轻。所治方中选熟地、山药、山萸肉、黄精、杜仲补益肝肾，党参、生薏苡仁健脾益气，川芎、丹参、桃仁、红花活血荣筋。因药机契合，故获佳效。

2. 肝火上炎案

陈某，男，48岁，涟水县徐集乡新胡村人，1985年1月16日初诊。

主诉：右手抖动 1 年。就诊时右手不停抖动，如数票搓丸，体形较胖，性情急躁，伴口苦、梦多，小便黄，大便干结，舌暗苔黄，脉弦而滑。

证属肝火上炎。

治当清泻肝火。予六味地黄丸合龙胆泻肝汤化裁。

处方：熟地 30g，怀山药 30g，山萸肉 20g，丹皮 10g，茯苓 10g，黄精 30g，枸杞子 25g，龙胆草 10g，黄芩 10g，生山栀 10g，当归 12g，生薏苡仁 50g，大黄 8g，莪术 15g，川芎 20g。每日 1 剂，水煎服。上方加减治疗 45 天后，神经系统症状与体征基本消失，生活已能自理，可以工作。随访 20 年未见复发。

按：董师认为，大凡肝火上炎迁延日久者，往往因实致虚，转成虚证或虚实夹杂证，继发肝阴不足或肝肾亏虚等变证。

该患者虽无肾虚之证，但仍需运用六味地黄丸补肾之阴，则体现了"先安未受邪之地"、已病防变的治未病思想。方中龙胆草、黄芩、山栀、大黄清热燥湿，熟地、山药、山萸肉、枸杞子滋补肾阴，茯苓、生薏苡仁健脾化湿，当归、丹皮、莪术养血活血。阴平阳秘，肝火自降矣。

3. 阴阳两虚案

张某，男，59 岁，上海市徐汇区人防公司干部，1993 年 8 月 28 日初诊。

主诉：四肢震颤 15 年，伴麻木 5 年。1978 年秋天在南京带部队演习，因汗出过多，用冷水冲洗后第三天出现头皮发麻，继而右手抖动，逐渐发展到左手及双下肢。近 5 年来，双上肢及脐以下至两足尖麻木，呈阵发性加剧，伴阳痿，四肢抖动，头摇，口眼歪斜，反应迟钝，尿频、尿急、尿痛，大便燥结。血压 135/80mmHg，心率 72 次 / 分，舌苔稍腻，边有齿印，脉沉细。

中医辨证为阴阳两虚，络脉瘀阻。

治宜阴阳并补，活血通络。

处方：熟地 30g，怀山药 30g，山萸肉 25g，枸杞子 25g，黄精 30g，淫羊藿 30g，丹皮 10g，覆盆子 20g，怀牛膝 15g，生薏苡仁 50g，水蛭 10g，地鳖虫 15g，桂枝 15g。日 1 剂，水煎服。

坐浴药处方：大黄 30g，玄明粉 50g，黑丑 30g，芫花 20g，黄芩 30g，金银花 50g，黄连 30g，京三棱 30g，莪术 30g，桃仁 10g，红花 30g。每日坐浴 1 小时。

经治 8 天，小便次数明显减少，身麻症状减轻。又用前方加减治疗近 3 个月康复出院，随访 8 年未见复发。

按：肾虚是导致瘀血的因素之一。邪气久羁，必然耗伤人体正气，日久及肾。肾精匮乏，化生气血不足；元气亏虚则鼓动乏力，血行迟涩而致瘀；阴血不足，血脉不充，亦可使脉道滞涩，血行不畅而致血瘀。故《医林改错》认为："元气既虚，必不能达于血管，血管无气，必停留而瘀。"再者，肾藏精，主水，肝藏血，主疏泄。肾水不足，不能涵养肝木，致使肝血亏虚。肝之阴血不足，势必影响肝脏疏泄功能，导致肝气横逆，气机紊乱，血液也随之而瘀。故在帕金森病的治疗中应当重视补肾化瘀之法。

本例初起于汗出腠理开，外感风寒失治未解，内攻经络脏腑，日久入肾入络，虚损难复。血虚夹络脉之瘀，则阴血不能濡养皮肤四肢，故出现皮肤顽麻不仁。治疗上当宗《金匮要略》治血痹之旨，仿黄芪桂枝五物汤立方之意，即补中有通。

方中用熟地、山药、山萸肉、枸杞子、黄精、淫羊藿、覆盆子阴阳并补，牛膝、生薏苡仁重利下焦湿热，丹皮、水蛭、地鳖虫、桂枝活血通络。董师认为桂枝为必用之药，盖本病受风寒而起，失治未解。邪之来路亦邪之去路，仍当以桂枝温阳领风走表而解。另桂枝尚有温通经脉之效，一药两用。

朱运斋

朱运斋．葛根棱芪治疗帕金森病［J］．中医杂志，2002，43（5）：339-340.

例1 丁某，男，77岁，于1998年来我科就诊。

患者无明显原因，于66岁前后渐起右手抖动，继之右下肢，渐及四肢，病情愈来愈重，日常生活不能自理，连进食都很困难，流涎。曾去多家医院就诊，诊断为帕金森病。经美多巴、左旋多巴、安坦、多巴丝肼、金刚烷胺、脑复康、脑活素等多种药物治疗，病情曾有过好转，但不久症状更重。因服用西药，大便干结，数日一解。

查体：强直性哭笑面容，流涎，四肢肌张力均呈齿轮样增高，肌力正常，未引出病理反射，行动困难，走路需家人扶持，手不能持物，生活要家人照料。舌绛紫、舌边尖有瘀斑痕点，脉弦滑。头颅MRI示：多发性腔隙性脑梗死。

诊断：帕金森病，脑梗死。

病机：病久体虚，肝肾亏虚，气滞血瘀。

治则：益气化瘀，兼滋补肝肾。

处方：生黄芪30g，川芎10g，川牛膝10g，葛根50g，水蛭10g，三棱10g，莪术10g，熟大黄20g，穿山甲10g，天麻10g，生地黄20g，钩藤20g，炒枳壳10g，全蝎3g，蜈蚣3g，玄参10g等，7剂。每日1剂，水煎服（未合用西药）。

药后病情逐渐好转，原方加减治疗2个月后，舌质红润光泽，瘀斑瘀点消失，震颤亦逐渐消失，四肢肌张力明显降低，精神转好，能独自行走和上下楼，生活能完全自理，活动自如。停服中药近1年，病情稳定。至2000年11月病情出现反复，手抖、活动不自如等帕金森病症状。再投上药，继续治疗2月余，上述症状又渐渐消除。为进一步巩固治疗，服药由每日1剂改为2日1剂，近半年来改为3日1剂，目前病情较稳定。

例2 曹某，男，55岁，于1998年10月来我科就诊。

患者于48岁前后无明显原因，开始右手抖→右上肢→右下肢颤抖，走路不灵活，脚跟不能着地，往前冲，行动不便，表情呆板，伴有头昏，情绪波动时症状更明显，病情逐渐加重。曾去过多家医院就诊，诊断为震颤麻痹。曾用安坦、美多巴、多巴丝肼等西药及滋补肝肾等中药治疗，病情一直未能控制，且症状愈来愈重。

查体：表情呆板、紧张状态，右手呈搓丸样震颤，慌张步态，走路往前冲，右侧上下肢均有震颤，四肢张力均增高，但以右侧增高更明显，舌绛、苔薄，脉细数。

病机：肝郁气滞，肝肾亏虚，病久血瘀。

治则：疏肝解郁，滋肾养肝，活血化瘀。

处方：生黄芪 30g，川芎 10g，水蛭 10g，三棱 10g，莪术 10g，熟大黄 15g，全蝎 3g，蜈蚣 3g，醋柴胡 15g，郁金 10g，炒枳壳 10g，生地黄 20g，防己 10g，天麻 10g，钩藤 20g，穿山甲 10g，生甘草 3g，水煎服，每日 1 剂。

开始时继续联合多巴丝肼进行治疗。服药 7 剂，症状好转，服药 14 剂，震颤明显减轻，走路较稳，体态自然。坚持服药 3 个多月，多巴丝肼逐渐减量并停用，舌质红润光泽，震颤被完全控制。目前仍在坚持服中药巩固治疗，定期随访，病情稳定，基本如常人。

例 3 吴某，女，74 岁，于 1997 年来我科就诊。

患者无明显原因，60 岁左右先出现右手抖动，继之双手抖动，口及面部颤抖已 3 年多，并伴头昏、头晕，双下肢乏力不能行走，双腿打飘，全身僵硬感明显。有冠心病史。曾在多家医院就医，曾用过美多巴、金刚烷胺、左旋多巴、安坦、脑活素等治疗，效果不明显。

查体：面部表情呆板，呈面具脸，可见面部肌肉不停地颤抖，四肢肌张力呈铅管样增高，肌力正常。头颅 CT 示：右基底节腔隙性脑梗死，脑萎缩。血液流变学指标呈高黏状态。舌绛紫，舌下静脉曲张。诊断：帕金森病，脑梗死，脑萎缩。

病机：肝肾亏虚、气虚血瘀。

治则：益气健脑，滋养肝肾，活血化瘀。

处方：生黄芪 30g，川芎 10g，水蛭 10g，全蝎 3g，蜈蚣 3g，葛根 30g，川牛膝 10g，炒枳实 10g，钩藤 20g，大黄 10g，三棱 10g，莪术 10g，玄参 10g，生地黄 20g 等，7 剂，每日 1 剂，水煎服。

坚持服药 21 剂症状好转。服药 2 个月，症状明显改善，头昏、头晕消失，舌质红润，舌下静脉曲张好转，震颤明显减轻，肌张力明显减低，全身僵硬感明显好转，行动自如。血液流变学各项指标均降为正常。目前仍在服中药进行巩固治疗，病情进一步好转。

龚文德

龚文德．峻补真阴法治疗脑神经系统疾病［J］．中医杂志，1997，38
（5）：268-269.

吕某，女，70岁。1990年4月15日诊。

患帕金森病7年余。开始仅右侧上肢间歇性颤抖，渐以病情加重，
近3年来四肢皆阵发性颤抖，日发频繁，情绪紧张时尤甚。步行时起步
困难，行则缓慢前冲，艰于转侧，呈慌张步态。四肢肌张力增高。面部
表情呈"面具"型。大便秘结，服泻药虽通不畅。口渴引饮，舌红光无
苔，脉象细弱。长期服西药美多巴7年均不能控制病情。

证属真阴亏损，肝筋失柔，虚风内动。拟以峻补真阴、柔筋息风为
主；辅以活血行血以助息风之效。

处方：熟地、麻仁、麦冬、龟甲、炙鳖甲、炙五味子、阿胶（烊
化，冲）、炙甘草各10g，煅龙牡、生白芍、丹参各30g，地鳖虫15g，
鸡子黄1枚（调冲），7剂。

服上方28剂，四肢震颤明显缓解，肌张力亦松缓，面部表现开始
自然。续服药2个月震颤基本控制，步态亦趋稳实。西药美多巴全部递
减。继予自制"脑复春"冲剂恒以峻补真阴，巩固疗效。

按：帕金森病系锥体外系运动障碍性疾病，以肢体震颤、肌张力增
高、运动障碍为主要临床特征，可归属中医肝风的范畴。该病常见于老
年患者，且多具便秘、口渴、舌红光无苔等阴竭之症。可见，因增龄而
真阴耗竭，是导致该病肝筋失柔，虚风内动的根本因素。故拟大定风珠
峻补真阴，镇潜息风最切病机。佐以丹参、地鳖虫活血剔络，尤增舒筋
息风之效。

贾美华

贾美华 . 老年震颤证治六法 [J]. 辽宁中医杂志，1988，12：27-29.

例1 陈某，男，64 岁。1967 年 8 月 12 日诊。

开始时，仅感头晕耳胀，胸脘痞闷，继而头部摇动，肢体震颤，不能自制，面红目赤，口苦咽干，烦躁易怒，寐不交睫，尿黄便干，舌红苔薄偏干，脉弦急有力。

此肝气有余化火、生风之象。

治宜平肝息风，仿天麻钩藤饮意：天麻、钩藤、石决明（打、先煎）、黑山栀、黄芩、牛膝、杜仲、益母草、桑寄生、夜交藤、茯神、地龙各 10g，全蝎 3g。

3 剂药后震颤觉轻，烦躁觉定，已有睡意，嘱守上方出入，共服 12 剂，诸症悉平。随访 1 年未见复发。

按： 肝气偏旺之人，又情绪激动，风阳暴张，木气太过，脏腑清窍、四肢脉络均失宁谧，故而出现如斯症情。方选天麻钩藤饮加地龙、全蝎。天麻为平肝息风之上品，钩藤乃清肝降逆之良药，牛膝、杜仲、桑寄生补肝之体，黑山栀、黄芩、益母草清肝之用，夜交藤、茯神安神，石决明重镇潜阳，地龙、全蝎息风通络，诸药相伍，平肝息风力胜，清肝通络功强，用于斯证，可谓药证相当，故而收效迅捷。

例2 吴某，男，68 岁。1969 年 4 月 22 日诊。

头摇手颤 3 个月。视形体肥胖，面睑及足跗部浮肿，患者时觉指端发麻，时感四肢郁胀伸展不舒，甚则头摇手颤不能自制，咽部似有破絮附着，胸胁满闷，干呕恶心，口黏，心烦易怒，舌体肥大，舌苔白腻，脉弦滑

此风痰互结，搏于经络，经脉失约。

治取导痰汤加味，涤痰除风：陈皮、姜半夏、制南星、枳实、防风各 6g，茯苓、青木香各 10g，甘草 3g，生姜汁 2mL，竹沥 20mL。服

药 5 剂后，胸胁舒咽际畅，头摇手颤频率觉减。服药 10 剂后，指麻失，震颤能控制。又服原方 10 剂后，非特震颤除，且面足浮肿亦消。随访，斯疾未复作。

按：嗜好烟酒厚味、形体肥胖者，多痰湿素盛，如遭外风袭扰，或内风暴张，则风痰互结肆虐，筋脉失约，出现震颤。先贤谓"欲除风痰，非姜汁竹沥不可"。方选导痰汤加姜汁、竹沥，悦脾燥湿，荡涤痰饮，痰祛，风失依附，势必孤矣；且防风、青木香又具祛风之力，故而痰却风除，震颤立止。

例 3　朱某，女，71 岁。1975 年 3 月 18 日诊。

手足颤抖 6 个月，某医院诊断为震颤麻痹，服左旋多巴后，恶心呕吐较剧，刻诊：面色㿠白无华，面部缺乏表情，精神萎靡不振，手足不自主地颤抖，下颌部亦见震颤，腕屈曲，手指内收，行走时头部前倾，呈慌张不稳步态，心悸胆怯，眠难交睫，食少运迟，尿频便干，唇舌淡白，脉弦细，血压 18.7/12.3kPa（140/96mmHg）。

此血虚生风之象。

以定振丸化裁，养血却风治之：熟地、生地、当归、川芎、白芍、白术、黄芪、秦艽各 10g，天麻、钩藤各 6g，全蝎（研，2 次冲）、生甘草各 2g。服药 20 剂后震颤已能自控，以原方扩大剂量制丸，每日早晚各服 5g。服药 3 个月后诸恙均除。

按：年迈之人，气血衰少，筋脉失其荣养，风从内生，而见震颤。起病慢，病程长，证属血虚风动，养血却风法虽然合乎机宜，但必须从长计议，以丸剂缓图。定振丸中养血药与息风药并用，阴血生，虚风却，标本兼顾，收效满意。

例 4　丁某，男，72 岁。1965 年 10 月 10 日诊。

手足颤抖 2 年余，屡治乏效。刻诊：面色萎黄不泽，头晕且重，四肢困倦，每间隔半小时出现手足颤抖，两手握力减弱，不能任物，纳少运迟，腹胀，便溏，口淡，舌体胖大质淡，苔薄白，脉沉缓无力。

此脾虚湿聚，痰动风生之象。

以香砂六君子加味治之：木香、法半夏、陈皮各 6g，砂仁 2g（研，冲下），炒党参、茯苓、焦白术、钩藤、稽豆衣、白僵蚕各 10g，生甘草 3g，生姜 2 片，大枣 3 枚。

共三诊，服药 15 剂后，手足颤抖能够自控，两手能够提起 3～5kg 物品，食量增加，面色亦见转华，予香砂六君子丸 500g，每日早晚各以稽豆衣、菊花、藿香叶各 3g 泡茶送下 5g。经随访斯疾一直未作，于 1970 年冬死于脑出血。

按：脾气虚馁，容易聚湿生痰，痰动风生；又可出现土虚风木内动，而产生震颤。香砂六君子汤非特健脾益气，且能祛湿化痰；钩藤、稽豆衣、藿香、白僵蚕有清肝息风之力，加入香砂六君子汤中，共奏培土定风之功。惟脾气虚证非旦夕所能治愈，故以丸剂长服，使脾气渐复，痰湿蠲化，故而绵延二载痼疾得却。

例 5 孙某，男，66 岁。1982 年 11 月 12 日诊。

患头摇身颤手足抖动症年余，曾在某医院诊断为帕金森病，服安坦无效。刻诊：头摇身颤手足抖动不能自控，入眠即止，形体瘦弱，口咽发干，五心烦热，皮肤干燥，心悸盗汗，寤寐不宁，腰膝酸软，小便频数，两手握力下降，舌红，脉细数，血压 20.0/3.9kPa（150/104mmHg）。

询知恙起伤寒病后，此肝肾阴虚，虚风扰动，筋脉莫能任持之象。

以大定风珠益损治之：参鳖膏 20g（二次冲），阿胶、白芍、生地、麻仁各 15g，五味子 6g，佐牡蛎 30g（打，先煎），陈皮、青木香、麦冬各 10g，甘草 3g，鸡子黄 1 枚。

共服药 30 剂，震颤基本控制，血压 18.7/12.3kPa（140/92mmHg），余恙亦明显改善，嘱六味地黄丸长服。后访，震颤未作。

按：素体阴虚者，或热病肝肾阴伤者，水不涵木，虚风扰动，出现震颤。大定风珠为育阴消风之名方，防其滋腻，加入陈皮、青木香。从临床观察，参鳖膏具有双向调节作用，对血压高者可降，血压低者能升，故而本例患者血压偏高，使用后血压下降，且目前龟甲、鳖甲药源紧缺，以参鳖膏代之，收效满意。

李富玉

韩培海，高思山，马继文．李富玉治疗帕金森病验案 [N]．中国中医药报，2009-10-22（004）．

何某，男，75 岁，四肢抖动 7 年余。

现病史：诉 7 年前无明显诱因出现左上肢抖动，后逐渐波及左下肢及右侧肢体，并出现行走困难，生活难自理，经医院诊为"帕金森病"，给予"多巴丝肼"药物治疗，症状有所缓解，但仍生活不能自理，遂来中医科调理。

既往史：冠心病 7 年，高血压病 15 年。

体格检查：血压 140/90mmHg（服药后），精神可，面具脸，四肢肌张力齿轮样增高，舌红有瘀点苔白，脉细弦。

中医诊断：震颤。

辨证：肝肾亏虚，瘀血内阻。

西医诊断：帕金森病。

治则：平肝息风，滋阴补肾。

方药：葛根 100g，川芎 30g，丹参 100g，地龙 20g，杜仲 20g，当归 30g，僵蚕 20g，黄芪 100g，合欢皮 30g，赤芍 20g，女贞子 20g，香附 20g，防风 15g，天麻 20g，水煎服，每日 4 次，共服 20 剂。

2008-7-23 日复诊：患者诉服药后四肢不自主抖动明显较前减轻，肌肉较前松弛，僵直较前缓解，行走较好转，偶有胸闷、气短，无心前区疼痛，纳眠可，二便调。查血压：150/95mmHg，舌质红苔黄厚腻，脉弦滑，视病情守上方加枸杞子 30g，钩藤 20g（后下），余药同前，继服 15 剂，每日 4 次。

2008-8-14 日复诊：患者诉服药后四肢、嘴唇不自主颤抖较前缓解，仍感左侧肢体僵直较右侧重，身体较前舒适，纳眠可，二便调。现仍规律服用"美多巴"。查血压：130/85mmHg，舌质红苔薄黄，脉弦滑，视病情守上方加五味子 10g，继服 15 剂，每日 4 次。

患者经上述治疗后，静止性震颤较前明显好转，步态较前好转，面部表情较前丰富，生活能自理，二便调。上方做成丸剂，长期服用。

按：本病属于中医学"颤证""震颤""颤振""掉"等的范畴。《素问·至真要大论》："诸风掉眩，皆属于肝"，中医药对本病有较为深刻的认识，认为其病在筋脉，与肝肾脾等脏关系密切，多因年老体虚、情志过极、饮食不节、劳逸不当等原因导致气血阴精亏虚，不能濡养筋脉；或痰浊瘀血壅阻经脉，气血运行不畅，筋脉失养而致。

其基本病机为肝肾阴虚、筋脉失养，其病理性质总属本虚标实，本为气血阴阳亏虚，其中以阴津精血亏虚为主，标为风火痰瘀为患。

李富玉教授首选以葛根50g、川芎30g为主药，认为葛根具有疏通经络，改善肌张力之效，其次葛根又可升阳举陷，有引药上行之目的，凡头面部疾病均可用两药配伍应用。两药合用可活血化瘀，用量宜在30g以上。其次选枸杞子、五味子、女贞子、杜仲等药以补益肝肾精血，壮肾阳。其中五味子含五味子酚等，具有明显的抗氧化作用，能降低自由基和过氧化脂质水平，减轻细胞膜结构的损伤。

中药抗氧化的研究现今人们倾向认为氧化应激是导致神经元变性和残存神经元进一步损害的重要原因，抗氧化治疗帕金森病的临床试验受到人们的广泛关注。活血化瘀药用当归、丹参为主药，丹参既可活血化瘀，又具安神、养血之功，使活血而不伤血，丹参含丹参酮I、IIA、IIB、异丹参酮、甲基丹参酮等，具有拮抗自由基的作用。以虫类药物加强通络之功。

李淑英

花君霞，吴心芳. 李淑英应用地黄饮子临床经验 [J]. 河北中医，2004，26（7）：488-489.

权某，女，62岁。右侧肢体无力4年，左下肢僵硬无力2周，以脑梗死待查收入院。

患者 4 年前无明显诱因右侧肢体无力，查脑 CT 未见异常，服用脑心通等药治疗，症状无好转。近 2 周又出现左下肢僵硬无力。入院时右侧肢体无力，左下肢僵硬无力，行走不利，乏力，口干，腰酸痛，纳可，睡眠欠佳，舌质偏暗，苔少，脉细。查四肢肌张力高，右下肢肌力略差，四肢腱反射亢进，左踝阵挛（＋），克氏征、查氏征（－），颈椎 MRI、脑 MRI 均未见异常。

中医诊断：痿证，辨证以肝肾阴虚为主。

西医诊断：帕金森病。

拟地黄饮子加减：熟地黄 25g，山茱萸 15g，肉苁蓉 15g，巴戟天 15g，肉桂 5g，麦门冬 15g，石斛 10g，五味子 10g，石菖蒲 10g，远志 10g，茯苓 30g，知母 10g，黄柏 10g，狗脊 15g，炙甘草 6g。日 1 剂，水煎服。配合服用美多巴 0.125g，每日 2 次。

治疗 7 日后，右侧肢体无力明显缓解，自诉口干，大便干，2～3 日 1 次，舌红，少苔，脉细。原方加天花粉 30g、沙参 15g，美多巴改为 0.125g，每日 3 次。加减服用 20 余剂，患者临床症状完全缓解，行走轻松出院。

按： 肾主骨生髓，肾元亏损，不能滋养肝阴，肝肾亏损，髓海不充，筋骨失养，故双下肢痿软无力。方中熟地黄、山茱萸滋补肾阴；肉苁蓉、巴戟天、肉桂温补肾阳；麦门冬、石斛、五味子滋阴敛液；石菖蒲、远志、茯苓交通心肾，化痰开窍。本例偏于阴虚，故李师去附子之辛热，加知母、黄柏滋阴清热，加狗脊强腰补肾。用药后症状缓解，但仍口干、大便干，一为肝肾阴虚未缓解，再则服用西药之影响，加天花粉、沙参养阴生津，药证相符，故效如桴鼓。

马云枝

马云枝，高永强，王磊，等．六味地黄丸治疗脑病验案举隅［J］．河南中医，2008，28（3）：62-63．

蔡某，男，60 岁，以"双手颤抖，行走迟缓 4 年"为主诉于 2005

年4月5日来我院就诊。患者为裁缝，于2002年发现右手时有颤抖，后来病情进行性加重，以至于不能够正常工作。就诊时症见：双手颤抖，舌颤，行走困难，头晕乏力，五心烦热，口干舌燥，便秘溲赤，心烦易怒。

查体：表情呆滞呈面具脸，面色暗滞，形体消瘦，双手震颤，舌颤，行走时小碎步前倾，慌张步态。神经系统其他检查无阳性体征发现。舌质红有瘀斑，苔白腻，脉细弦。心电图、头颅CT检查均正常。

诊断：帕金森病（颤证）。

辨证：肝肾阴虚，痰瘀阻络。

治法：滋补肝肾，化痰通络。

方药：山药、山茱萸、生地黄、牡丹皮、茯苓、泽泻、枸杞子、太子参各20g，全蝎、僵蚕、天麻各10g。

连服1个月，动作迟缓明显减轻，无口干及便秘，震颤仍明显，偶有失眠。上方加龟甲、生龙骨、生牡蛎各20g，珍珠母30g，以潜镇安神。连服3个月，患者手颤已明显减少，口角流涎消失，已能够独立吃饭、系扣子、穿衣等。后予六味地黄丸调整数月，以防再发。

按： 帕金森病属中医学之颤证范畴。病机较为复杂，肝肾亏虚为本病发病之根本，痰、瘀为其主要病理因素。

人到中年以后，肾气渐衰，对全身的温煦、濡养、推动功能均减退，精不化血可致阴亏血少，气不推动则血行凝滞，津液失布则痰浊内生。由此而致诸脏腑四肢百骸失其濡养，三焦气化不利，气机升降出入失常，血失流畅，脉道涩滞，即《医林改错》所谓"元气既虚，必不能达于血管，血管无气，必停留而瘀"，则由此而产生的痰瘀痹阻脑络，隧窍不利，元神失养，而可发为颤证。《医贯·痰论》亦谓风邪夹痰阻络，络脉不畅而出现震颤，肌肉强直。肾气不足，久病损及后天，脾胃不得精气滋养，则脾胃亦虚不足，气血生化无源，筋脉失养则出现动作迟缓。

该患者除常见的表情呆滞、面具脸、手颤、舌颤、慌张步态等帕金森病主症外，还有头晕乏力、五心烦热、口干舌燥、便秘溲赤、心烦易怒之兼症，舌脉可见舌质红、瘀斑，苔白，脉细弦，故中医辨证属肾阴不足、痰瘀阻络证。

以六味地黄汤滋补肝肾为主要治则，佐僵蚕、全蝎以搜风剔络，因面色暗滞、舌质暗红有瘀滞之象，取郁金、红花以理气活血，珍珠母以镇肝息风，共奏滋补肝肾、育阴息风之效。综观全方，药证相应，故而收效。

白清林，程传浩，马龙. 马云枝教授从脾辨治帕金森病经验［J］. 中医研究，2008，21（7）：48-50.

患者，女，62岁。2006年12月10日初诊。患帕金森病5年，症见双手震颤，手不能持物，动作迟缓，慌张步态，行步困难，形胖痰盛，胸闷纳呆，口角流涎，咯痰，头晕乏力，舌胖大，质暗红，苔腻有齿痕，脉沉细而滑。间断服药疗效不佳，近3个月加重，伴见精神抑郁，情绪低落，悲观失望。

诊断：帕金森病伴抑郁症。为素体痰盛，加之久病脾气不足，脾失健运，蕴湿生痰，导致气滞痰郁，肝气郁结而致。

治则：健脾化痰、息风止颤兼疏肝解郁。

导痰汤合柴胡疏肝散加减，药物组成：半夏15g，陈皮12g，白术10g，茯苓20g，泽泻15g，厚朴18g，当归15g，天麻10g，钩藤10g，全蝎10g，炙甘草6g，柴胡10g，枳壳15g，郁金15g。每日1剂，早晚分服。

服药1周，头晕多涎好转，食欲改善，精神抑郁略有好转，服药2周后双手震颤有所减轻，诸症好转。继续坚持治疗4个月后，双手震颤明显改善，可持物及自行行步，情绪转佳，头晕乏力、口角流涎等症消失。

沈晓明. 马云枝治疗帕金森病经验［J］. 中医杂志，2004，45（1）：15.

席某，男，56岁，以"双手颤抖，行走迟缓2年"为主诉于2001

年 3 月 5 日来我院就诊。患者为厨师，于 1999 年发现右手时有颤抖，后来病情进行性加重，以至于不能够正常工作。就诊时症见：双手颤抖，舌颤，行走困难，头晕乏力，语声低微不利，口角流涎，大便偏干，小便正常。

查体：表情呆滞，面具脸，面色暗滞，形体肥胖，双手震颤，舌颤，行走时小碎步前倾，慌张步态。神经系统其他检查无阳性体征发现。舌体胖大、暗红、苔薄腻，脉沉弦。心电图、头颅 CT 检查均正常。

诊断：震颤麻痹（颤证）。

辨证：气虚血瘀痰阻。

治法：健脾益气，化痰通络，息风止颤。

方药：党参 30g，白术 15g，茯苓 15g，半夏 15g，陈皮 15g，石菖蒲 20g，郁金 15g，红花 10g，僵蚕 15g，全蝎 10g，珍珠母 30g，炙甘草 6g，10 剂，1 日 1 剂。

3 月 15 日复诊，口角流涎、双手震颤减轻，患者精神较佳，上方续服 10 剂。4 月 6 日再诊时，患者症状已明显缓解，遂以上方为基础加减调治半年，患者手颤已明显减少，口角流涎消失，舌苔腻变为薄白苔，已能够独立吃饭、系扣子、穿衣等。

按：该患者除常见的表情呆滞、面具脸、手颤、舌颤、慌张步态等 PD 主症外，还有形体肥胖、语声低微不利、口角流涎之兼症，舌脉可见舌体胖大、暗红、苔薄腻，脉沉弦，故中医辨证属气虚血瘀痰阻型。

以四君子汤合二陈汤以健脾益气化痰为主要治则，佐僵蚕、全蝎以搜风剔络，因面色暗滞、舌质暗红有瘀滞之象，取郁金、红花以理气活血，珍珠母以镇肝息风，共奏健脾益气、化痰通络、息风止颤之效。综观全方药证相应，故而收效。

吕 中

刘印刚. 吕中治帕金森病验案 [N]. 中国中医药报，2006-4-26
（006）.

　　李某，女，62岁，退休干部，2005年1月8日来诊。

　　因双手颤抖、摇头数年，曾在二级和三级甲等医院多次就诊，诊为帕金森病。口服安坦、左旋多巴等西药，抗震颤见效。因副作用较大难于忍受，欲用中药治疗。经介绍来我院求治于吕老，来院前曾在丰南区胥各庄镇内某中西医结合医院及某诊所请中医治疗过未效。

　　现表现为：手颤抖，头摇，下肢肌肉跳动，畏寒甚，时而寒战状，性急善忧，两腿乏力，睡眠不佳，时有口苦，舌淡，舌边齿痕明显，脉弦细。

　　本证属阳虚水寒。《内经》云："阳气者，精则养神，柔则养筋。"今阳不能温养筋肉，反受水寒之邪浸润，则身体筋肉跳动，震颤不稳。

　　故以真武汤加味：附子、白术、云苓、白芍、炒枣仁、川芎、生姜、竹茹、葛根、百合、刺五加、合欢花、大枣、磁石。7剂，每日1剂，早晚分服。此方中以真武汤温阳利水，加用炒枣仁、川芎、竹茹、葛根、百合、刺五加、合欢花、大枣、磁石等，以养心安神镇静。

　　二诊：2005年1月15日，药后睡眠好转，颤抖依然，余症见轻，继服上方。

　　三诊：2005年1月22日，手颤头摇未止，余症大减。阳虚之势虽转，手颤头摇未止，推想，当虑有内风之故，再以养血柔肝息风为法，按《证治准绳·类方·秘方定振丸》化裁治之。

　　处方：天麻、秦艽、全蝎、细辛、熟地、当归、川芎、赤芍、防风、荆芥、白术、黄芪、威灵仙、丹参、浮小麦、炙甘草、大枣。水煎服，每日1剂，早晚分服。

　　方中熟地、当归、川芎、赤芍养血柔肝；天麻、秦艽、全蝎、细辛、防风、荆芥、威灵仙息风定颤；白术、黄芪、丹参、浮小麦益气养心安神。

四诊：2005 年 2 月 19 日，上方服 30 剂，手颤头摇减十之八九，上方去威灵仙、大枣，易赤芍为白芍以加强柔肝之效，加炒枣仁安神。服至 80 余剂时，于是年 3 月末其夫来院告知，说手颤头摇基本控制，若不仔细观察已看不出颤动，同时食欲好，上肢亦感有力，能承受劳作，头亦不痛，高兴异常。嘱其继续治疗。

五诊：2005 年 4 月 19 日，经服汤剂百余剂，手颤头摇基本控制，心情愉悦，故改丸剂调理。

处方如下：天麻、大芃、全蝎、细辛、熟地、川芎、葛根、白芍、赤芍、防风、荆芥、白术、黄芪、蜈蚣、胆南星、威灵仙、刺五加、石菖蒲、地龙、石决明、生枳壳、龟甲、当归、姜半夏、陈皮、云苓、木瓜。蜜丸 9g 重，每次服 1 丸，1 日 2 次。

六诊：2005 年 7 月 16 日，继用上方加枸杞子、磁石、鹿角片、紫贝齿、益智仁。蜜丸 9g 重，每次服 1 丸，1 日 2 次。随访半年余未发。

现代医学的帕金森病，已故中医学家任应秋先生谓此"为筋脉约束不住，不能维持之象，如《伤寒论》真武汤证所说'身动，振振欲擗地者'"。目前中医对本病的认识，皆认为"诸风掉眩，皆属于肝"，涉及肝、脾、心、肾等脏腑。

此案虽本属肝肾不足而风动，然兼肾阳虚衰，不能充沛于肢体，故先以真武汤加味，待阳气复原再调养肝血兼以祛风、活血通络为治。三诊方中吕老重用了黄芪达百克，后又增至 120g，他说是昔读已故中医学家岳美中先生的医话集所得启示。岳美中先生说："此方（补阳还五汤）尚可治疗老年的帕金森病。余（岳）曾治一男性患者，七十岁，患震颤麻痹，初诊时两手震颤，步态慌张，坐立不稳，脉虚弱，重按无力，舌有少量瘀点。给予补阳还五汤，黄芪自首剂 60g，逐渐加至 240g，服药半年缓解。"

此患者得此顽疾，心中烦闷日久，情志郁结化火，上扰神明故入夜难寐。时有口苦之象，吕老方中重用清热除烦的竹茹——剂量达 60g，此亦鲜为人用。吕老说，凡心中烦闷日久，郁而化火，影响神明而失眠者，可以此配入相应药味中，每见桴鼓之应。

黄福发

黄福发，黄福忠. 自拟参苓术夏天麻汤治疗帕金森病 [J]. 四川中医，2008，26（6）：58-59.

黄某，男，62 岁，干部。2004 年 4 月 6 日初诊。

主诉：肢体麻木、震颤、书写困难、动作行走迟缓 3 年。患者于 2001 年发现右手时有颤抖，此后病情进行性加重，以至不能够正常工作。

诊见：肢体麻木、震颤、舌颤、肌肉强直、筋脉拘急，行走特别困难，头晕眼花，神疲乏力，口角流涎，语声低微，语言不利，大便稀溏，小便正常，舌体胖而有齿痕，苔薄腻，脉细无力。

查体：表情呆滞，面色白，双手震颤明显，舌颤，行走时以小碎步前倾，慌张步态。神经系统其他检查无阳性体征发现。心电图、头颅 CT 检查均正常。

西医诊断：帕金森病。

中医诊断：颤证，证属脾（气）虚，风动。治以健脾益气、通络息风止颤。

处方：党参 30g，白术 15g，茯苓 20g，山药 20g，莲米 25g，扁豆 25g，陈皮 10g，桔梗 10g，薏苡仁 25g，法半夏 15g，郁金 15g，珍珠母 25g，僵蚕 15g，全蝎 10g，红花 10g，葛根 20g，石菖蒲 10g，天麻 15g，钩藤 25g，10 剂，每 2 天 1 剂，水煎服。

4 月 27 日二诊，口角流涎、肢体麻木、震颤减轻，而且大便正常。患者精神较佳，药已见效，上方续服 10 剂。

5 月 22 日三诊，症状已明显缓解，以上方为基础加减调治 10 个月，患者肢麻、震颤已明显减少，口角流涎消失，腻苔变为薄白苔，已能够独立吃饭、穿衣、系扣子等。随访 3 年余，患者仍健在。

宋立群

许绍芳，宋立群. 中医药辨治帕金森病验案 [J]. 中医药学报，2007，35（5）：34-35.

罗某，女，75 岁，于 2004 年 6 月 5 日初诊。

患者于 1990 年因胃溃疡行胃 1/3 切除术后时作胃脘痛。三年前开始有双手抖动，逐渐延及前臂和下肢颤震，哈尔滨医科大学附属一院诊断为"帕金森病"。患者一直口服左旋多巴治疗，但震颤不见缓解，胃脘痛反加重，遂经人介绍求诊中医。

刻诊所见：患者由家人搀扶前来，手足、四肢、头颅颤抖不已，行走不能，语言因颤抖而断续，词不达意。眩晕，周身不适，下肢麻木，失眠，心悸，胸闷乏力，胃脘灼痛，哕逆，泛酸，尿频，舌绛瘀斑少苔，脉弦缓。

证属肝脾肾亏，痰浊风动。法立健脾益肾，化痰息风。予以党参 20g，焦白术 15g，茯苓 30g，胆南星 15g，法半夏 15g，陈皮 15g，焦三仙各 15g，钩藤 15g，石决明 30g，天麻 15g，川牛膝 15g，杜仲 15g，砂仁 15g，桑寄生 15g，葛根 15g，木瓜 15g，白芍 30g，炙甘草 20g。10 剂，水煎服，每日 1 剂，每剂煎成 350mL，分 2 次，早晚饭后口服。服药期间嘱忌生冷辛辣之品，慎起居，适寒温，勿过劳。

二诊：眩晕少作，哕逆已轻，周身拘紧缓解，手足仍颤抖，下肢麻木，胃热泛酸，舌绛瘀斑少苔，脉弦缓。在上方基础上加知母 15g，玉竹 15g，海螵蛸 30g，继服 10 剂，嘱减左旋多巴。

三诊：眩晕偶作，胃热泛酸已止，身颤已减，手抖头摇减轻，但觉乏力，下肢麻木，大便溏薄，舌绛瘀斑少苔，脉弦缓少力。遂于上方去玉竹、海螵蛸，加炒山药 30g，全蝎 5g，继服 10 剂。左旋多巴已停用。

四诊：眩晕未作，身颤已止，手抖头摇已大减，肢麻已轻，大便成形，但食少，乏力，眠差，舌绛瘀斑苔薄，脉缓少力。遂变法为健脾益胃，滋水涵木。予以党参 20g，焦术 15g，茯苓 30g，焦三仙各 15g，鸡内金 15g，炒莲肉 20g，黄精 20g，生地黄 15g，山茱萸 15g，山药 30g，牡丹皮 15g，丹参 15g，僵蚕 20g，全蝎 3g，夜交藤 20g，炙甘草 20g。服 10 剂。

五诊：手抖头摇少作，偶因情绪激动手略抖，肢麻已轻，思食，力复。遂于上方加减调治半年，之后断续来诊，身颤手抖头摇基本未作，迄今已逾三年。

按：病案中罗某因年老体衰，饮食欠佳且胃溃疡行胃切除后导致脾肾亏虚，痰湿中阻，气血不荣，水不涵木，痰浊风动。辨证以脾虚为本，肝风夹痰为标，以肾精亏虚为根。故予健脾益肾，化痰息风之法。

方用四君子汤和天麻钩藤饮加减。二诊眩晕少作，肝阳上亢、肝风内动已得缓解，但胃阴亏虚。效不更方，在上方基础上加知母、玉竹，并嘱其减左旋多巴用量。三诊眩晕偶作，胃热泛酸已止，身颤已减，左旋多巴已停用。但脾气虚弱，清阳不升，加之久病入络，仍乏力，大便溏薄，舌绛瘀斑脉弦缓无力，故予加强健脾、化瘀、通络之力，去玉竹、海螵蛸，加炒山药、全蝎。四诊眩晕未作，身颤已止，肝阳已平，肝风已止，患者年老体虚，加之病程日久，久病入络，导致脾肝肾亏虚，故遂变法为健脾益胃、滋水涵木，方予四君子汤合六味地黄丸加减。五诊患者症状缓解，手抖头摇少作，偶因情绪激动时手略抖。患者久病、年老体衰、脏腑气血失调，病理变化复杂，往往难求速效，若过分求速反易招致许多变证，宜谨守病机变化，随证缓缓图之。故仍以健脾益胃滋水涵木为大法，随症加减。

刘泽延

刘泽延．浅谈震颤麻痹的中医治疗［J］．吉林中医药，2006，26（5）：9-10.

李某，女，75 岁，1999 年 5 月就诊。

主诉：头部及四肢震颤4年。初感右手颤动，后来左手颤动，接着下肢亦觉弱震颤，肌肉拘急，行走迟缓，全身无力，懒言，不思饮食，消瘦，心悸，耳鸣，失眠，腰酸，舌质红少苔，舌体也有颤动，脉弦细。令其两手伸直，手指震颤不止，但手臂不觉颤动。查血压、血常规、大小便常规均正常。

四诊合参，此系肝肾阴虚、气血亏虚、筋脉失养、虚阳浮动而震颤，治宜滋补肝肾，益气养血，濡养筋脉，息风止颤。

方选大定风珠与定振丸合方加减：龟甲15g（先煎），鳖甲15g（先煎），牡蛎30g（先煎），天麻15g，钩藤10g（后下），白蒺藜15g，防风12g，熟地20g，山茱萸15g，山药18g，阿胶10g（烊化），枸杞子12g，五味子6g，黄芪18g，党参15g，白术15g，茯苓15g，地龙15g，丹参15g，桃仁12g，炙甘草8g。水煎服，每日1剂，并给予自拟五虫散（方药组成：蜈蚣、全蝎、穿山甲、土鳖虫、水蛭各等份，焙干为散）每日3次，每次1g。

服药7剂后震颤减轻，诸症缓解。服3个月再诊，震颤基本消失，但激动时仍有震颤发生。为防其复发，以上方稍事加减，嘱每周服药1剂及自拟五虫散给予巩固，患者调治至今未见复发。

秦亮甫

王小萍. 秦亮甫先生施治风格掇英［J］. 江苏中医，2001，22（11）：6-7.

姚某，女，77岁。2000年8月1日初诊。

主诉：两上肢抖动6年。

患者6年前无明显诱因出现两上肢抖动，右比左重，尤以持物时为甚，无项强及四肢拘急，但下颌关节经常脱臼。曾前往某医院求治，该院神经科诊断为"老年性震颤"，予安坦口服后症情虽有所好转，但服后因有恶心呕吐反应而被迫停药。其妹有"帕金森病"史。

刻诊：两上肢抖动，右比左重，伴头晕耳鸣，腰膝酸软，无项强及四肢拘急。舌苔薄，脉缓。

证属肝肾精血不足，筋脉失养，虚风内动。治拟镇摄舒络。

处方：熟地、杜仲、天麻、桑枝各15g，桂枝4.5g，生龙牡、珍珠母、石决明、炒狗脊各30g，当归、追地风、川断、防风、防己、秦艽、羌独活各9g。7剂。每日1剂，水煎2次，取汁温服。

针灸取穴：曲池（双）、外关（双）、合谷（双），泻法。

经治后左手抖动稍轻，右手仍抖动，头晕耳鸣好转，腰膝酸软亦减。上方加僵蚕、地龙各15g。外用药粉方：透骨草30g，制甘遂、独活、白芥子、红花、延胡索、细辛、山奈、接骨木、白芷、黄栀子、肉桂、制附子各50g，干姜100g，冰片10g，樟脑15g。共研细末，每3天取2匙药粉加250g姜末，搅拌均匀后用纱布包之，搓擦两上肢，每日1次，每次2分钟。针灸取穴：风池（双）、曲池（双）、外关（双）、合谷（双），泻法。

治疗2个月后，左上肢抖动已愈，右上肢已显著好转，仰伏掌时已不抖动，唯侧置位稍有抖动，头晕，舌偏暗红，脉缓。法以镇摄舒络。

处方：熟地、杜仲、天麻、僵蚕、地龙、枸杞子、白菊花、桑枝各15g，桂枝4.5g，当归、川断、秦艽、羌活、独活、防风、防己、追地风各9g，生龙牡、炒狗脊、珍珠母、石决明各30g。针灸取穴：风池（双）、曲池（双）、手三里（右）、支正（右）、外关（双）、合谷（双）、后溪（右），泻法。

继续治疗5个月，患者两上肢抖动渐愈，头晕好转。

按：《内经》云"诸风掉眩，皆属于肝"。掉，即颤振。本例古稀之年起病，肝肾精血不足，筋脉失养，虚风内动而作。内服药用狗脊、川断、杜仲补益肝肾；天麻、石决明、珍珠母、生龙牡平肝息风；桑枝、羌独活、防风、防己、秦艽、追地风祛风；熟地、当归养血，即所谓"治风先治血，血行风自灭"。《明医指掌》曰"桂枝小梗，横行手臂"，《药品化义》亦云桂枝"专行上部肩臂"，因此将桂枝作为引经之药。同时配合外用药粉搓擦及针灸（主取风池、外关穴，配以曲池、手三里、支正、合谷、后溪等穴）祛风通络，舒筋活血。由于秦师内外兼治、针药并用，故疗效颇佳。

施延庆

施孝文. 施延庆治疗震颤麻痹经验 [J]. 中医杂志，2003，44（7）：502.

例1 钱某，女，68岁，退休职工。

患者两手震颤不已，面部抖动，讲话不便，行动徐缓，已2月余，曾到几家医院诊治，诊断为帕金森病，服药未见好转，遂找施老。观其两手颤抖，下颌抖动，说话缓慢，予以温针治疗。

取大椎、风池、风府、百会、四神聪、合谷、太冲、地仓、颊车，每周2次，不用药物。针治10次后，下颌震颤减轻，休息2周后稍有反复，续针同前，加地机、曲池、手三里、外关，连续针治3个月，震颤基本解除，继续针治过伏天后休息2个月，未有反复。其后大致针1个月，休息1个月，总共2年，诸症悉除，停针2年，未再复发。

例2 王某，女，65岁，退休工人。

患者行动缓慢，肢体僵硬，步伐小而前冲，震颤以上肢明显，随情绪紧张等而加重。面容刻板，表情缺乏。起病已有4年，症状逐渐加重，经某医院神经科诊断为帕金森病。

现服用左旋多巴每天2片，予温针治疗，取上述主穴，加上下肢穴位及太阳、攒竹，每周2次。经4次针治，感觉颈项活动灵活，行走轻松；10次后已能独自去逛超市，面部表情也较前改善；针治30次后，药量已逐渐减少至每天1片维持，现仍在继续治疗中。

王安康

童琦燕. 王安康治疗帕金森病经验 [J]. 湖南中医杂志，2005，21（5）：28.

王某，男，70 岁。于 2002 年 10 月 19 日初诊。

患者有震颤麻痹病史 10 余年。10 余年前，出现四肢震颤，以后逐渐加重至整个肢体震颤，双上肢强直，典型"面具脸"，面容刻板，表情缺乏，双目凝视，说话缓慢，语言单调，步履不稳，生活难以自理，神志清楚，肢体无偏瘫，形体瘦削，舌暗红，苔少，脉沉细。血压为 90/60mmHg。脑 CT 报告：脑白质病，多发性腔隙性脑梗死。

证属肝肾阴虚，筋脉失养，阴虚风动。

治拟补肝肾，填精血，强筋骨，育阴息风。

处方：首乌 20g，女贞子 15g，旱莲草 15g，桑葚子 15g，杜仲 15g，菟丝子 15g，山萸肉 15g，灵芝 30g，白蒺藜 10g，僵蚕 10g，蝉蜕 10g，丹参 10g，龟甲 30g，鳖甲 20g，枸杞 15g，肉苁蓉 10g。每日 1 剂，每次 150mL，每日 2 次。

坚持服药近 2 年，并内服美多巴 0.125g，每日 2 次；安坦 20g，每日 1 次。患者症状明显减轻，仅午后出现肢体震颤，肢体活动自如，行走自如，可与人正常交流，表情较为丰富，生活完全自理，可独自外出晨练，于 2004 年 11 月 19 日出院。

王宝亮

张志军. 王宝亮教授从肝论治脑病经验 [J]. 中医研究，2009，22（11）：50-52.

患者，女，72 岁，2009 年 2 月 3 日初诊。

主诉：右上肢及左下肢震颤抖动半年余。

现病史：半年前无明显诱因出现右上肢及左下肢震颤抖动，情绪紧张或激动时加剧，入睡后如常人，睡眠不佳，舌红，苔薄黄，脉弦细略数。头颅 CT 及脑电图检查均未见异常。

西医诊断：帕金森病。

中医诊断：颤证，证属肝肾阴血亏虚、肝风内动。

治宜养肝滋阴补血、平肝潜阳息风。

处方：钩藤 30g，天麻 15g，白芍 30g，当归 15g，生龙骨、生牡蛎各 30g，僵蚕 10g，玄参 10g，代赭石 20g，生地黄 15g，川牛膝 30g，桑寄生 30g，牡丹皮 10g，炒枣仁 30g，珍珠母 30g，鸡血藤 30g，甘草 6g。

服药 7 剂，肢体震颤抖动明显减轻，舌苔较厚。加半夏 10g，继服 7 剂，诸症基本缓解。再服 7 剂，巩固疗效。

按：帕金森病属中医学"颤证"范畴。此案病机总属本虚标实，责之在肝。本虚者，乃因"肝主身之筋膜"，肝之阴血亏虚，血不荣筋所致，如《医宗己任编·战振栗》所言："大抵气血俱虚，不能养荣筋骨，故为之振摇不能自持也。"标实者，在于肝为风木之脏，体阴而用阳，肝之阴血不足，肝阳失潜，虚风内动而震颤抖动。"人卧则血归于肝"，可濡养于筋膜，故睡眠时震颤消失；人动则血不能随行于诸经，魄不随神往来，魂不并经出入，魂升魄降受阻，故精神紧张或激动时震颤加重。

天麻、钩藤、生龙骨、生牡蛎、珍珠母、僵蚕、代赭石平肝息风止颤，当归、玄参、生地黄养肝之阴血以柔肝，川牛膝、牡丹皮、鸡血藤活血通络荣筋。全方诸药合用，标本兼顾，震颤可除。

王静安

徐姗姗，陈怡. 王静安临证经验举隅 [J]. 辽宁中医杂志，2006，33（9）：1074-1075.

关某，男，74 岁。2004 年 10 月 27 日初诊。

患震颤麻痹多年，服西药及中药治疗未见明显改善，呈缓慢进行性加重。时觉心情急躁，情绪不易控制，精神紧张或情绪激动时震颤加剧，甚至肢体麻木瘫痪，纳少，时觉胃脘痞满，寐差，常有心悸心慌感。口唇紫绀，舌体胖大，质暗红，舌上有横裂纹，苔腐，手颤不便诊脉。

证属肝郁气滞，痰湿阻络。

治以疏肝理气，化痰通络。

药用：太子参30g，丹参15g，川黄连3g，陈皮6g，姜竹茹12g，龙骨、牡蛎、石斛各9g，知母15g，香橼、广木香、枳壳各9g。

2004年11月5日二诊：药后睡眠转佳，余症变化不明显。舌质暗红，舌苔中后部白腻，较前明显退。方取越鞠丸合栀子厚朴汤化裁疏肝健脾化湿，继予益气养阴化痰通络之剂：

（1）先服1剂：紫苏10g，荆芥9g，香附、神曲、白豆蔻各15g，厚朴6g，栀子、川黄连各1.5g，午时茶1方，菊花10g，金钱草30g。诸药使气机调畅，脾运复常，令后服之药更好发挥疗效。

（2）后服3剂：太子参30g，丹参15g，陈皮、姜竹茹各6g，龙骨、牡蛎各30g，知母、麦冬各15g，苏梗9g，白豆蔻、神曲、香附各15g，菊花10g，决明子30g。

2004年11月15日三诊：服上方，心悸好转，纳转佳，药用：太子参30g，丹参15g，麦冬、玉竹、炒枣仁各15g，熟地10g，龙骨、牡蛎各30g，石斛15g，姜竹茹10g，肉桂3g，川黄连、白豆蔻、菊花各15g，决明子30g。

2004年11月24日四诊：前方4剂，服后觉颤震有时能自行控制，纳眠均转佳，心慌心悸减，舌质转为淡红，苔白腻，苔根部较厚，前方去竹茹，加黄芪30g，当归10g，白芍、制首乌各15g。

按：方中太子参、丹参气血两调，麦冬、玉竹、石斛养肺胃之阴而不敛邪。熟地补血滋阴，益精填髓。竹茹化痰，白菊散热清肝，决明子平肝明目，炒枣仁养心益肝，除烦安神。肉桂、川黄连取交泰丸之意交通心肾，而肉桂量倍于黄连，在于温肾阳以助气化。

本案病机中虽有肝肾阴虚，血瘀动风的一面，而年老之人，肾中阴阳皆不足，且阴虚亦损及阳，其舌体胖大，质暗，舌上横裂纹均为气阳不足之明证，心气虚则心动无力而呈心悸，肾阳不足，气化失职，水不济火，心火偏亢故有心慌、眠差，此系命火虚所致，故王老对本例使用黄连、栀子等清热药极其慎重，且以肉桂温补下元，白豆蔻散寒温中，扶先后天之阳。

四诊时痰浊、瘀血等标实已去七八，当顾本虚为要，以益气养血，活络息风为法，加黄芪、当归、制首乌精气血同补。肝体阴用阳，肝藏血，补血即是养肝体，白芍养血柔肝，合熟地、当归、丹参实寓四物汤之意，体现"治风先治血，血行风自灭"之理，该患者震颤加剧受情绪影响较大，故王老以治肝为重点，不足1个月便能获效。如此顽证，难一举而愈，之后各诊随症加减，药物略有变动，而大法未变，综观其治疗过程，不难看出王老临证深究病机，确切辨证，灵活对症下药的治病风格。

陶春祥

陶春祥．震颤麻痹辨治体会［J］．黑龙江中医药，1994，1：49-50.

例1 陈某，男，51岁。

两手经常颤抖不已，记忆力减退，头昏目眩，患病三年逐渐加重。曾在省人民医院诊断为震颤麻痹，经服用安坦、左旋多巴等药，效果不显。近3个月，震颤加重，步履不稳，起步尤为艰难，伴头晕目眩，肢体麻木，舌质红少苔，脉细弦。测血压134/80mmHg。

证属肝肾阴虚，虚风内动，筋失所养。

治以滋补肝肾、养阴息风。

处方：生熟地各10g，白芍15g，山萸肉10g，石决明15g，生牡蛎20g，僵蚕10g，天麻10g，潼白蒺藜10g，牛膝10g，水煎服，日服1剂。

服药25剂，震颤幅度减轻，头晕目眩好转，精神较前转佳。又以原方续服38剂，上肢颤抖基本消失，唯下肢稍有颤动。再以原方加怀山药、云茯苓继服以巩固疗效。

例2 胡某，男，78岁。

头部摇动及其左上肢震颤时轻时重有1年。近来头晕口苦，心烦易怒，胸脘满闷，情绪波动时头摇加重，甚至面部可现"面具脸"形态，测血压143/95mmHg，舌质红，苔黄腻，脉弦滑微数。

经西医诊断为帕金森病，中医辨证属痰热内蕴，阳盛风动，筋脉失约。

治以清化痰热，潜阳息风。

处方：胆南星10g，法半夏12g，枳实8g，山栀10g，黄芩6g，茯苓15g，天麻10g，钩藤12g，僵蚕10g，地龙10g，橘红6g。日1剂，水煎服。

服药15剂，上肢震颤减轻，"面具脸"未见，头晕与胸脘满闷均消失。原方去山栀继服32剂，左上肢震颤消失，头摇轻微，再间断服药调理，未再加重。

例3 顾某，女，71岁。

两上肢震颤以右侧为重2年余，双手呈"搓丸样"抖动，伴面色不荣，气短心慌，头晕眼花，精神萎靡，在军区医院诊断为帕金森病，血压101/71mmHg，舌质淡、苔薄，舌体胖大边有齿痕。

辨证属久病气血两虚，筋脉失于濡养，虚风内扰，以致筋脉眴动。

治以益气养血，滋肝息风，濡筋通络。

处方：黄芪30g，当归10g，赤芍10g，生熟地各20g，党参25g，地龙10g，丹参15g，白术10g，僵蚕10g，桑枝20g，水煎服，日1剂。

服药26剂，右侧上肢震颤减轻，左上肢震颤消失，精神转好。再以原方稍事出入又服30剂，右上肢颤动轻微，但能自制，手呈"搓丸样"动作消失。嘱原方加减，每周2剂煎服以巩固疗效。

例4 胡某，男，78岁。

患震颤麻痹5年余，均以西药治疗。近半年精神逐渐呆痴，意识迟钝，言謇答非所问，然饮食睡眠均为正常，舌尖红，苔微腻罩黄，脉细弦。

辨证属心营虚损，内风扇动，年老神弱呆痴。

处方：人参 6g（另炖兑服），生地 10g，当归 10g，川芎 6g，淮小麦 30g，茯神 10g，柏子仁 10g，陈皮 6g，龙骨 20g，远志 6g，菖蒲 10g，炙甘草 10g，琥珀 3g（冲服）。

随症加减，服药 3 月余，精神渐好，言语清楚，震颤稍见减轻。

李彦杰

李彦杰，张文学，赵国华，等. 帕金森病三期辨治初探 [J]. 中国中医基础医学杂志，2004，10（8）：51-52.

例1 乔某，男，72 岁，住院号：24335。

因左侧肢体略强，行动缓慢，左手静止性震颤进行性加重 1 年余，于 2001 年 7 月 5 日入院。形体肥胖，表情略呆，头前倾，伴随动作减少，左手静止性震颤部分时间存在，下蹲困难，行走略慢，咯痰色黄，小便短赤，大便干结。舌质暗红，苔黄腻，脉弦滑。未服西药治疗，Hoehn-Yahr 1.5 级。

临床疗效评价参照国家"九五计划帕金森病综合治疗方案研究组"修订的《帕金森病功能评定量表》（改良 UPDRS）的"改善程度判断标准"。改良 UPDRS 计分：1（2），2（0），3（0），4（2），5（2），6（1），7（2），8（1），9（1），10（1），11（1），12（2），13（1），14（1），15（0），共计 17 分。

辨证属痰热动风，方用黄连温胆汤：黄连 10g，陈皮 12g，半夏 12g，竹茹 10g，胆南星 10g，枳实 10g，厚朴 20g，钩藤 20g（后下），僵蚕 15g，蝉蜕 15g，甘草 10g，随症加减。

治疗 1 个月后改良 UPDRS 计分：1（0），2（0），3（0），4（1），5（1），6（1），7（1），8（1），9（0），10（0），11（0），12（1），13（0），14（1），15（0），共计 7 分，临床疗效评定为改善。

例2 张某，男，62 岁，郑州市人。

因右侧肢体静止性震颤、活动减慢进行性加重近 1 年，于 2001 年

4月6日就诊。

其表情缺乏，面色红赤，头胀，右侧肢体静止性震颤，生气或受刺激后加重。舌质红，苔薄黄，脉弦。既往有高血压病史5年，当时服安坦片治疗，每日1片，2次/天。Hoehn-Yahr 1级。

改良UPDRS计分：1（0），2（2），3（1），4（1），5（0），6（1），7（2），8（1），9（0），10（1），11（1），12（0），13（1），14（1），15（0），共计12分。

方用：羚羊角粉3g（冲服），天麻15g，钩藤30g（后下），石决明30g，珍珠母30g（先煎），生牡蛎24g，白芍30g，蝉蜕10g，黄芩12g，甘草10g，随症加减。

治疗1个月后改良UPDRS计分：1（0），2（1），3（0），4（1），5（0），6（0），7（1），8（1），9（0），10（1），11（0），12（1），13（0），14（1），15（0），共计7分。临床疗效评定为好转。

例3 王某，女，63岁，河南新郑人，住院号：23617。

因肢体强直、行动迟缓2年余，右侧肢体静止性震颤进行性加重1年，于2000年10月3日入院。其表情呆滞，口唇紫暗，上肢协调不能，头胸前倾，肢体震颤幅度较大，大部分时间存在，行动迟缓，站立不稳，头晕耳鸣，大便干结。舌体震颤，舌质暗，苔白，脉弦细。当时服美多巴片治疗，1/2片，3次/天。Hoehn-Yahr 3级。

改良UPDRS计分：1（1），2（2），3（1），4（2），5（1），6（2），7（3.5），8（1），9（1），10（1），11（1），12（3），13（3），14（1），15（0），共计23.5分。

辨证属阴虚血瘀，方用：生地30g，当归15g，川芎12g，白芍30g，钩藤30g（后下），怀牛膝20g，珍珠母30g（先煎），枸杞15g，甘草10g，随症加减。配合口服龟羚帕安丸（龟甲、羚羊角粉、全蝎、厚朴等）。

治疗1个月后改良UPDRS计分：1（0），2（0），3（1），4（1），5（0），6（1），7（3），8（1），9（0），10（1），11（1），12（1），13（0），14（1），15（0），共计11分。服美多巴片减至1/4片，3次/天。疗效评定为明显改善。

例 4 朱某，女，50 岁，住院号：24373。

因肢体强直、行动迟缓、双上肢静止性震颤进行性加重 4 年，于 2000 年 12 月 4 日入院。表情呆板，口唇色淡，口角流涎，面色白，心慌气短，动则尤甚，大便秘结。舌质淡暗，苔白，脉细。当时服美多巴片治疗，3/4 片，3 次 / 天。Hoehn-Yahr 3 级。

改良 UPDRS 计分：1（1），2（3），3（0），4（3），5（2），6（2），7（3），8（3），9（1），10（1），11（1），12（3），13（3），14（1），15（0），共计 27 分。

辨证属气血两虚，方用：黄芪 30g，当归 20g，白芍 30g，熟地 20g，丹参 20g，首乌 20g，全蝎 10g，珍珠母 30g（先煎），田大云 20g，甘草 10g，随症加减。配合口服龟羚帕安丸（龟甲、羚羊角粉、全蝎、厚朴等）。

治疗 2 个月后改良 UPDRS 计分：1（0），2（1），3（0），4（2），5（1），6（1），7（2），8（1），9（0），10（1），11（1），12（1），13（2），14（1），15（0），共计 14 分。临床评价明显好转。

例 5 熊某，男，77 岁，河南滑县人，住院号：23759。

因右上肢静止性震颤 6 年，肢体强直、行动迟缓进行性加重 4 年余，于 2000 年 10 月 14 日入院。面具脸，张口流涎，言语不清，目昏耳聋。头胸前倾，双膝屈曲，呈虾米状，肌强直，行走困难，生活不能自理。大便干结，二便有时失禁。舌红绛，少苔，左脉微弱，右脉弦细。当时服多巴丝肼胶囊治疗，1 粒，3 次 / 天。Hoehn-Yahr 4 级。

改良 UPDRS 计分：1（0），2（4），3（0），4（4），5（4），6（3），7（4），8（4），9（4），10（3），11（2），12（3），13（4），14（4），15（0），共计 43 分。

辨证属肾精亏竭，方用：鹿角胶 12g，枸杞 15g，海龙 10g，当归 15g，党参 15g，白芍 30g，怀牛膝 20g，珍珠母 30g（先煎），随症加减。配合口服龟羚帕安丸（龟甲、羚羊角粉、全蝎、厚朴等）。

治疗 2 个月后改良 UPDRS 计分：1（0），2（2），3（0），4（3），5（3），6（2），7（3），8（3），9（2），10（2），11（1），12（2），13（3），14（3），15（0），共计 29 分。临床评价好转。

赵国华

赵国华. 老年颤证分期治疗 3 法 [J]. 中医杂志，1997，38（5）：294-295.

例 1 王某，男，57 岁，干部。

因情绪抑郁，肢体强直无力 5 个月，于 1995 年 2 月 15 日以老年颤证收治入院。住院号 9706。患者 5 个月前因工作失误，家庭不和，出现情志抑郁，反应迟钝，肢体先由无力后到强直，上肢不见摆动，双手抬举平髂嵴，姿势固定，下肢举步困难，不能自行起卧，翻身困难，纳差，多梦早醒，舌质暗红、苔薄白，脉滑细。

神经系统检查：表情呆滞，言语减少，四肢肌力Ⅳ级左右，肌张力高，上肢轮替试验双侧阳性，并累及双下肢，长谷川智力量表 32 分。

中医诊断为老年颤证（初期），西医诊断为帕金森病。

患者证属木郁土滞，筋脉四肢失养，治以疏肝柔筋，健脾益气为法，用归脾汤加减，水煎服，日 1 剂；中成药以逍遥丸 6g，日 3 次，口服。

治疗 1 个月后，诸症明显好转，继以通窍活血汤加减以活血化瘀，黄连温胆汤加减以清热化痰，配合静脉点滴脉络宁注射液以通经活络。共住院治疗 6 个月，按《标准》评为临床治愈。

例 2 闫某，男，59 岁，作家。

因双上肢颤动 2 年余，加重 2 个月，于 1994 年 8 月 11 日以老年颤证收住入院，住院号 8364。患者两年前因家庭问题而忧思过度，继之出现双上肢轻微震颤，行走步幅变小，曾在某医科大学诊断为"震颤麻痹"。住院治疗半个月（用药不详），疗效不明显。1994 年 3 月无明显诱因而病情加重，又在某省人民医院诊断为帕金森病，住院治疗 1 个月，经用左旋多巴、安坦、金刚烷胺等药物，病情好转而出院，近两个月来因停药又出现病情反复。

症见：双手颤动不能自控，双上臂不能摆动，举步困难，呈慌张步态，步距在 20cm 以内，转弯困难，呈面具脸，张口流涎，纳差乏力，失眠多梦，言语减少，声音低微，难以听清，伸舌困难，舌体颤动。舌质暗红，苔白厚，舌底脉络紫暗，脉弦滑。

入院诊断为老年颤证（中期）。

证属痰瘀阻络，肝肾不足，先以健脾化痰，疏肝活血为法。

方用柴胡疏肝散合温胆汤加减，后以活血通窍、滋补肝肾为法，方用通窍活血汤合左归饮加减，经 3 个月的住院治疗，诸症明显好转，按《标准》评为明显进步。

例 3 秦某，男，76 岁，退休干部。

因头部及双上肢不自主颤动逐渐加重 7 年余，于 1994 年 12 月 7 日住院治疗。住院号 9280。患者于 1987 年曾患脑出血，经行锥孔碎吸术治疗获愈，继之出现头部及双上肢轻微颤动，并呈逐渐加重趋势，1 年前曾于某公疗门诊部诊断为"帕金森病"，曾服用左旋多巴、安坦（用量不详），因副作用较大而停药，后病情日益加剧。

症见：头部、双上肢震颤幅度在 10cm 左右，不能自控，双手呈典型的"搓丸样"动作，上肢协调能力及生活自理能力基本丧失，下肢及步态尚正常。舌体胖，微颤，舌质暗淡，苔白厚腻，脉弦细。

入院中医诊断为老年颤证（后期），西医诊断为帕金森综合征。

先予祛痰化瘀、平肝息风之法，方以温胆汤合天麻钩藤饮加减；次以滋补肝肾为法，方以海马补肾丸加减。配合静脉点滴脉络宁注射液及促进脑细胞代谢药物，治疗 7 个月，头部及上肢颤动完全消失。按《标准》评为临床治愈。

李 冲

李冲. 手十二井穴放血治疗帕金森病的机理探讨 [C]. 北京：中国针灸学会学术年会论文集，2009：898-899.

马某，女，49 岁，山东人，2009 年 4 月 16 日就诊。

患者因"右上肢震颤近两年，加重半年"就诊。自述右上肢静止时不自主震颤，时轻时重、生气、着急、遇热时加重，右上肢疲乏、重胀感。右上肢肌肉僵硬，肱三头肌轻微萎缩，右手握力尚佳。体偏胖，性急易怒。2008 年 12 月 10 日于天津总医院确诊为"帕金森病"，并从此服用西药安坦、金刚烷胺、金思平、维生素 C，以及中成药银杏叶片。服药五个月来，未见好转，继续呈进行性加重状态，并逐渐出现便秘、口渴症状。舌暗红苔薄黄，脉沉弦细。

主穴：上肢井穴。

方法：每次选一井穴，2 次 / 周，1 疗程 /4 周。

首次放血治疗时，选用中冲穴，点刺后出血呈喷射状，射程达 1 米，色暗量多，共出血大约 6mL。放血后，患者即感右上肢重胀感明显减轻，且僵硬症状有所缓解。

二诊时点刺，未见喷射状出血，但出血仍色暗量多。两周后血色较前稍鲜亮，但量仍多。连续治疗至今，未出现指端不良感觉。患者自述近来症状未见加重，感觉良好。

王润生

王润生，张敏，宋红燕，等.针刺治疗帕金森病案 [J]. 中国针灸，2006，47（7）：494-494.

邢某，男，86 岁，初诊日期：2002 年 11 月 26 日。

主诉：手颤，不自主叩齿伴行走欠利 20 余年。20 余年前被确诊为帕金森病，长期服用金刚烷胺、美多巴，后症状逐渐加重。曾在外院进行针灸治疗，症状有所缓解。此次就诊，主要症状为：手颤明显，持物尤甚，不能书写，进食咬舌，不自主叩齿，前冲步态，且伴头晕、失眠，舌淡苔白，脉虚弦。既往冠心病、高血压史。

脉证合参，证属肝肾虚损、虚阳内扰。

治疗上采用补益肝肾，填精补髓之法。

穴取八脉交会穴：内关、外关、后溪、列缺、公孙、照海、申脉、足临泣，均双侧取穴，以毫针行平补平泻手法，留针约 60 分钟，每周 3 次。

治疗 1 个月后，各种症状得到明显改善，如手颤明显减轻，进食咬舌次数减少。自述此次针刺治疗后，症状得以控制的时间延长。笔者把针刺时间调整为每周 1～2 次，至 2003 年 3 月患者症状已明显好转，手颤减弱，以至不易察觉，可以自如书写，无不自主叩齿及进食咬舌现象，无明显前冲步态，生活质量明显改善了，患者十分满意。2003 年 3 月至 6 月期间，SARS 横行北京，患者被迫中断治疗，到 7 月方复诊，间隔如此长时间，病情仍然平稳。至今患者仍坚持每周 1～2 次治疗，病情一直得到有效控制。

按：帕金森病又名震颤麻痹，是一种较常见的锥体外系疾病，以运动减少，肌肉强直，震颤和体位不稳为主症，属中老年疾患，老年化、环境、遗传因素为其三大病因。病理表现为黑质致密区中含黑色素的神经元严重缺失。

中医学认为本病的病机是肝肾不足，虚风内动。本病老年患者居多，易令人误解为单纯老年病，但现代医学发现此病患病率在 60 岁以上人群中只占 1％，单纯老年化并非其病因，而在遗传因素及大致相同环境下，个体差异对本病的发生亦有明显影响。由此可见在虚损的体质下，个体功能失调对此病的发生起了决定作用。因而在治疗上应当充分发挥其内在潜能，调整其失衡的功能。

人体中的奇经八脉纵横交错于十二经脉之间，可加强十二经气血之间的联系，调节十二经气血，且奇经八脉与肝肾、脑髓、奇恒之腑密切相关，凡十二经脉中气血满溢时，则注于八脉，蓄以备用；不足时，八脉则补充十二经。故《难经·二十八难》云："人脉隆盛，入于八脉而不环周。"于是针刺八脉交会穴，通过这些穴位来调用奇经八脉中所蓄积的元气，补其虚损、调整脏腑，使肝肾精髓得以补充，内扰虚阳得以平息，故而取得了满意效果。

武连仲

朱志强．武连仲教授运用五心穴经验介绍［J］．新中医，2008，40（2）：11-12.

郭某，男，41 岁，2007 年 4 月 11 日初诊。

主诉：左侧肢体不自主震颤近半月。患者因操木工活后，突发左侧肢体不自主震颤，上肢呈"数钱样"动作，静止时发作，随意运动和睡眠时消失，精神紧张时加重，舌红、苔薄黄，脉弦紧。

查体：左侧肢体肌肉强直，动作迟缓，肌力和感觉正常，生理反射存在，病理反射未引出。行颅脑 CT 和上、下肢肌电图检查未见异常。

西医诊断：帕金森病。

中医诊断：颤证，证属肝风内动。

治以醒神开窍、息风通络。

选用五心穴（由劳宫、涌泉、水沟组成），配穴：上星透百会、印堂、外天柱、郄门、丰隆、太冲，得气后留针 30 分，患侧下极泉（极泉下 1.5 寸）、少海、委中、三阴交，上四穴直刺不留针，以肢体抽动为度。每天 1 次，12 次为 1 个疗程。针刺半月后震颤发作明显减少；继续治疗 3 个疗程后基本正常，随访 3 个月未复发。

董嘉怡

董嘉怡．腹针加体针配合中西药治疗帕金森病［C］．首届全国腹针学术研讨会会议论文集，2007：170-172.

患者曹进根，男，77 岁。

因为"进行性右手震颤10年，加重5个月"于2006年10月25日到2006年11月17日在我院内五神经科住院治疗，住院号为：0026921。

患者入院症见：神清，表情单一，右手震颤，静止时明显，紧张时加重，颈面部及四肢肌肉略强直，说话缓慢，动作迟缓，转颈、起身及起步困难，迈步前倾，呈小步态，行走时越走越快，不能立刻停步，坐位时不稳，日常生活可自理，但右手精细动作欠灵活。纳可，眠一般。口干苦，诉小便急，大便可，舌质暗红，苔微白腻，脉沉细。NS：表情单一，舌肌轻微震颤。行走小步态。四肢肌张力增高，四肢肌力正常。右手轻微静止性震颤，四肢腱反射（＋）。病理征（－）。

中医诊断：颤病（肝肾亏虚，瘀阻脉络）。

西医诊断：

1. 帕金森病。

2. 高血压病2级。

3. 冠心病。

4. 慢性胃炎。

5. 前列腺增生。

6. 双眼白内障。右眼白内障术后。

入院后主管医生给予左旋多巴门诊量维持，加用中药方以龟鹿二仙膏合大定风珠加减，并请我科会诊。我科2006年10月26日会诊后给予腹针：引气归元，左侧气旁和气穴，双侧商曲，双侧腹下关；体针：曲池、外关、梁丘、血海、足三里，均双。（方义：腹针：引气归元：中脘和下脘属胃脘，两穴有理中焦、调升降的作用。手太阴肺经起于中焦，有主肺气肃降功能。气海为气之海，关元培肾固本，肾又主先一身之元气。四穴合用有"以后天养先天"之功。左侧气旁和气穴有疏肝调气之功。双侧腹下关可通调气血、疏通经气使之上输下达肢体末端作用。双侧商曲有改善颈部供血到大脑。体针：《内经》曰"腰以上者，手太阴阳明主之"，曲池为手阳明大肠经的合穴，可治疗腰以上方面疾病。外关为手少阳三焦经之络穴，内通于手厥阴心包经，与阳维脉相交。曲池、外关合用有调补气血，通经活络之效。梁丘为足阳明胃经郄穴，为胃经经气深聚之处，阳明为多气多血之经；血海为足太阴脾经之穴，太阴经多血少气，与多气多血的阳明胃经互为表里，故两穴合用，可改善机体的供血。）

经上述处理方法后，2006 年 10 月 30 日患者右手震颤频率较前有所减少，余同前。2006 年 11 月 2 日患者右手震颤频率较前有所减少，此时患者口干苦，考虑患者原中药稍滋腻，中药加强滋阴，余同前。2006 年 11 月 6 日患者自觉动作迟缓较前好转，起步困难较前有所好转（尤其每天针灸后 2 小时内症状改善较为明显），余同前。2006 年 11 月 16 日患者行动迟缓及右手震颤较前明显好转，起步困难较前有所好转，余同前，给予出院。

万希文

吴心兰．万希文应用涤痰汤治疗震颤麻痹验案 [J]．辽宁中医杂志，1994（02）：3.

陈某，男，73 岁。该患 1984 年 4 月出现两上肢末端、手腕关节以下无法控制的震颤，并逐日加重，初起时不能作精细的动作，如不能拿筷子、报纸，若勉强拿了也由于颤抖致使双眼不能看清报上内容，后渐至不能穿衣与脱衣。曾在上海各大医院就诊过，无改善。1985 年 1 月出现精神失常症状，曾被家人送入上海市精神病防治院治疗，毫无效果。其母与两个胞弟均有震颤麻痹症，母已早故，两位胞弟发病年龄均比患者早 10 年。

一诊：1985 年 10 月 6 日上午 10 时，患者两手不停颤抖，口角流涎，行走时歪歪斜斜，对答迟钝，答非所问，并随带颅脑 CT 正常报告一份。舌质红苔薄白，根部白腻。

治则涤痰化浊，开窍通络。涤痰汤化裁：石菖蒲、陈皮、姜半夏、炒枳实各 9g，炙远志 6g，陈胆星（包）9g，北秫米（包）15g，全栝蒌 20g，夜交藤 30g，白芥子 9g，生龙牡各 30g，云茯苓 10g。14 帖，煎服。另服牛黄清心丸，每天1粒，服14粒；礞石滚痰丸每天1包，服14包，分2次吞服。

二诊：1985年10月20日上午10时，药后颤抖渐减，口角流涎渐无，能拿勺吃饭，手拿报纸已能看清大标题，以服第一帖与第二帖药效果最为显著。

直到1985年11月17日，共四诊，服用上述基本方42帖，两手颤抖已全部消失，幻听、幻视均无，步行基本稳健。继续涤痰化浊，开窍通络，并补益肾气为其治法，在基本方的基础上略随症加减。

至1986年4月6日，共诊10次，服汤药144帖，患者精神完全正常，两手不抖，步行稳健，纳平，二便正常。故改服丸药吞服，采用上述药味10帖，研末，以蜜为丸，如松子大小，每天吞服2次，每次6g，常年服之。对此患者每年春秋随访2次，至今年10月随访，如同常人。

曾宪贵

曾宪贵. 育阴活络汤治疗四肢震颤44例 [J]. 辽宁中医杂志，1990（06）：18.

饶某，女，60岁。

主诉：1980年起，有时感左手震颤，未经治疗。自1981年下半年开始，震颤时写字有一定困难，走路有时欠稳，曾经某县医院用中西药治疗，病情无好转，遂来我院治疗。

刻诊：四肢间歇性震颤，以双上肢明显，生活自理有困难，腰酸软，口干咽燥，头晕耳鸣，形体消瘦，有时盗汗，舌质暗红少津，脉细弦。

证属：肝肾阴虚，血瘀风动。

治宜：育阴活络息风。

自拟育阴活络汤：生地、熟地、何首乌各15g，白芍12g，枸杞、麦冬、玄参各10g，丹参18g，赤芍、钩藤各10g，桑寄生12g。每日1

剂，1日2次。

服20剂后，头晕耳鸣减轻，震颤未效，继服上方15剂后，四肢震颤稍减轻，头晕耳鸣腰酸均消失，盗汗止，但感饮食不馨，上方减桑寄生，加薏苡仁、麦芽各15g，再进30剂，四肢震颤消失，走路平稳，生活能自理，书写自如。但精神较差，四肢无力，舌质稍暗，苔薄白有津，脉缓。拟五味异功散加黄芪、丹参各15g，10剂以善其后，追访3年，一直能照常从事家务劳动。

王素娥

王素娥，廖新华. 辨证论治结合五虫散治疗老年性震颤麻痹 [J]. 中级医刊，1992，27（11）：59-60.

周某，男，73岁。双手震颤呈搓丸状2年余，并逐渐发展至四肢。患者患高血压病20余年，头晕眼花，头重脚轻，手足运动失灵，躯体前倾，步态小且慌张，表情淡漠，体胖痰盛，神倦呵欠。外院诊为"脑动脉硬化""帕金森病"，予安坦、左旋多巴等药物治疗，症状时轻时重。亦曾服滋水涵木类中药，症状终未缓解。

于1988年3月来我处就诊。见其双下肢肌力明显增高，喉间痰鸣，舌淡苔腻，舌体肥胖有齿痕，脉沉弦滑。追寻其壮年时，喜食肥甘厚味，遂认为脾虚，痰湿内生，中州寒凝，痹而不通，筋脉失养所致颤抖不止，肌肉拘急。

法当健脾温化痰湿，柔肝通络化瘀，以导痰汤送服五虫散。

方用：茯苓10g，法半夏10g，橘红10g，姜南星10g，远志10g，陈皮10g，白芍12g，鸡血藤30g，天麻10g，钩藤10g。

五虫散组成为蝉蜕9g，地龙5g，全蝎3g，僵蚕5g，土鳖虫5g。诸药共研细末，每日2次，每次6g，以汤药送服。

服上方30剂后，诸症明显缓解，原服西药亦停用。治疗3个疗程后，震颤基本消失，肌肉强直缓解，可从事花房工作。嘱其继服五虫散 2 个疗程，间断服用杞菊地黄丸、橘红丸。随访 2 年，仍保持愈后状况。

曹文兰

曹文兰. 镇肝息风法治疗震颤麻痹综合征疗效观察 [J]. 天津中医，1995，12（5）：17-18.

患者，男，45 岁，干部。于 1991 年 10 月份因头部摇动不能自主，手麻木，前来门诊求治。患者主诉感冒头疼 1 周后，又与他人口角，即感头部摇动不能自制，兼有头晕，项背及手麻木，双上肢无力，时耳鸣，纳呆，脉弦滑。患者做 CT 检查未发现脑病变。血压 170/100mmHg。

治宜镇肝息风、疏肝理气、活血化瘀，应拟羚羊钩藤汤、镇肝息风汤、逍遥散加减。

方用：柴胡 10g，天麻 10g，钩藤 15g，羚羊角粉 2g，生龙牡各 15g，沉香 6g，菊花 15g，枳壳 10g，川楝子 10g，菖蒲 10g，丹参 20g，当归 10g，白芍 10g，红花 10g，香附 10g，生赭石 15g，甘草 6g。

并配合针灸，取穴：支沟、阳陵、太冲、足三里、丘墟、照海、风池，连续治疗 10 天，摇头、手麻等症悉除。

李宏阳

李宏阳，高天德. 中医药治愈震颤麻痹综合征一例 [J]. 中医药学报，1985，4：40-41.

赵某，男，56 岁，工人，住院号：13444 号。

该患者嗜酒二十余年，每日饮酒无度。双手颤动，步履艰难三年。于3个月前因酗酒卧凉沉睡，醒后诸症加重，下肢麻木。在本厂职工医院以西药治疗无效。后行针刺，因行走不便未能坚持。

　　于1984年5月3日入本院中医科住院治疗。查该患表情呆滞，精神痴呆，目无光彩，面色晦滞枯槁。形体消瘦，双手颤动，言语謇涩，表达含糊，两耳无闻，四肢麻木如刺，以下肢尤甚，足冷而软无力不能行走。左脉虚数、右脉细数，舌质紫暗、舌苔白腻、有裂纹。

　　经神经科会诊，为酒精中毒所致，震颤麻痹综合征；末梢神经炎。

　　辅助检查：血尿常规及心电正常。血沉：80mm/h。

　　此乃阴血不足，血虚生风，腠理空虚，复受外邪，痹阻脉络。处方：黄芪30g，桂枝10g，赤白芍各15g，当归30g，丹参30g，牛膝15g，地龙15g，红花10g，甘草10g，薏苡仁30g，7剂。

　　1984年5月9日查房：上肢麻木已除，下肢麻木减，拄拐能独自行走，耳稍有所闻，精神转佳，面带笑容，再守原方7剂。

　　1984年5月17日查房：离拐能独自行走，步态较平稳，回答问题如流，耳有所闻。自述两足冰冷如浸冰水之中，无汗，腰痛。脉较有力、和缓，舌淡紫、苔薄白。按上方加肉桂10g、独活15g、细辛5g，温补命门，以祛寒湿。继服三周。

　　1984年6月8日查房：步态稳健，已能慢跑步，肢温无痛，双手无颤动，表情自如，精神爽快，谈笑风趣。脉沉缓，舌根部紫暗。血沉正常，4mm/h。此乃气血渐复，外邪渐退。按5月17日方减独活、细辛，加首乌以益肝肾，巩固疗效。于1984年7月2日查房：临床症状完全消失，本人欣然要求出院。

　　按：震颤麻痹综合征一病，中医学虽没有明确立论，但古人对此早有描述。《内经》"诸风掉眩，皆属于肝"，《证治准绳》"头为诸阳之会，木气上冲，故头动而手不动，散于四末，则手足动而头不摇也"。由膏粱厚味损伤脾胃，加之素体阴虚津亏，湿从燥化，精气不能上荣清窍，故两耳聋无闻也。"寒湿之邪从地而发，多两足受病"。《灵枢·百病始生》曰："清湿袭虚，则病起于下"，酗酒卧凉，复受外邪，气血运行不畅，脉络受阻，故见肢体麻木如刺。初起虽见舌苔白腻，但见舌生裂纹及舌质紫暗。虽有湿浊，但以血虚及血瘀为重，因之得法药后一如反响。

崔 悦

崔悦，付丽丽．解郁法为主治疗震颤性麻痹 12 例 [J]. 国医论坛，1993，41（5）：37.

李某，男，70 岁，农民，1986 年 5 月 17 日初诊。

患者于 3 年前渐觉右上肢活动不便，时而颤动，逐渐加重，曾服西药左旋多巴等效不明显，特来我处诊治。查血压 106/83mmHg，心率 80 次 / 分，神志清楚，表情抑郁，善太息，面萎黄，形体瘦弱，双上肢静止性震颤，肢体强直，活动不便，步态不稳，时有眩晕心悸，且每于生气后上症加重。脑血流图示：脑动脉硬化。

证属肝郁血虚，治宜疏肝解郁养血。

处方：柴胡 10g，白芍 10g，甘草 6g，当归 15g，阿胶 10g（烊化），白茯苓 15g，熟地 20g，羚羊角 0.5g（冲服）。每日 1 剂，水煎分 2 次服。

服药 6 剂后，震颤明显减轻，眩晕心悸基本消失，后以上方出入，共服药 28 剂，震颤消失，肢体活动正常，病告痊愈。随访 2 年无复发。

徐尚华

徐尚华，宋淑卿．复方养血息风汤治疗震颤麻痹病 24 例 [J]，浙江中医，1994，29（12）：534.

董某，男，62 岁。患震颤麻痹病近 3 个月。

诊见神志清晰，表情正常，语言流畅，生理反射存在，左上肢呈持续性小幅度不自主颤动，手肌无萎缩，无病理反射。头部摆动不能自制。右上肢及双下肢未见异常，颈软。舌质淡，脉弦细。

证属肝阴不足，血虚风动。

治以滋阴柔肝养血息风，复方养血息风汤〔基本方组成：白芍、钩藤各16g，山萸肉10g，全蝎、鹿角胶（烊化）8g，枸杞子、生地、白附子、当归各12g，蜈蚣（焙干研末冲服）1条，甘草6g。隔日1剂，水煎服。同时用95％的酒精1000mL，盛在密闭的容器中，浸泡鸭蛋5～6个，待浸泡48小时后备用。每天清晨取1枚打入开水中煮熟，空腹吃蛋喝汤。3个月为1疗程〕主之。药后21天，手震颤头摆动均减。继进上方至78天，诸症消失，随访3年无复发。

赵志新

赵志新. 中医治疗震颤麻痹的临床体会［J］. 中医杂志，1995：36（7）：400.

李某，男，65岁。患者因左手轻微颤抖逐渐发展至双手震颤不已，而于1987年到神经内科检查确诊为帕金森病。经西药及间断中药治疗，未见明显改善，并呈缓慢进展性加重，遂于1990年2月20日到中医脑病专科就诊。

病人就诊时双手震颤抖动不已，伴面部汗出溱溱而难以自持。双手指不能自如伸直，书写困难，取放物品频频失误。上肢屈伸抡转动作幅度减少而不灵活。行走时上身前倾作前冲状，双膝不能伸直，躯干不能灵活向左右转体。肩胛腰酸楚，腰部沉重酸疼明显。面部表情僵滞，极少眨眼动作，言语含混、声音颤抖，说话时口角流涎。记忆力明显减退，思维反应迟钝，情绪易于激动易怒。周身疲倦乏力，自觉心里总是在发颤，口燥咽干。小便频数余沥不尽，晚间尤为明显，大便秘结。舌体颤动、略显瘦薄，舌质微红、少津，舌苔薄少色白、呈斑驳腐松状。

脉象沉弦而细，两尺细弱。

证属肝肾阴亏、阳亢风动。治以滋补肝肾、育阴潜阳、镇肝息风，拟"大定风珠"化裁。

处方：生龙骨、生牡蛎、制鳖甲、炙龟甲各30g（先煎），大熟地30g，阿胶珠、天麻、天冬、钩藤、肉苁蓉各10g，知母、黄柏（盐水炒）各10g，生白芍15g，陈皮、砂仁各5g，水煎服，每日1剂，服2次。

二诊（4月25日）：服上方63剂后（期间自行减服西药剂量，至今已停西药1周）自述感觉良好，诸症均有不同程度之轻减，每于劳累及情绪激动时有发作加重，左侧肢体酸楚明显。遵前方药，重用益气兼疏通经络之品。上方去知、柏，加炙黄芪15g，鹿角胶10g（烊化服），云茯苓10g，炙甘草10g，豨莶草15g，木瓜10g。

服上方70剂，双手震颤抖动基本上得到控制，病情显著好转。将上方稍作加减配制丸剂，每日服3次，每次服6g。

1992年5月、1994年5月，其子来医院配制丸药时述，病人生活基本可自理，每天早晨自己在校园内散步活动约2小时，但每于过度疲劳、天气剧烈变化时，则自行加服金刚烷胺片1～2次。1994年10月病人前来随访，病情稳定，未见反复。

按：由于帕金森病多系老年高龄，病程迁延日久，病情深重锢结，虚风内动所致，故非血肉有情之品，不足以收功，非大队潜镇之剂，不足以奏效，是以选用大定风珠为治疗本病的主要方剂。以鹿角胶、阿胶、龟甲、鳖甲之属，填精补阴，冀真阴得济而治其本；龟、鳖、牡蛎之三甲，育阴而重镇潜降，制阳亢而熄内风；并嘱病人多食鸡蛋亦以血肉有情之品，增益其育阴潜阳之功。临证治疗中，配合天麻、钩藤、知母、黄柏之属，以镇肝潜阳，助其息风之功；辅以熟地、白芍以养肝血；佐以黄芪、甘草、茯苓，以健脾益气；用苁蓉一味，乃阴以配阳，防诸药阴凝而妨滞肠胃，再佐陈皮、砂仁行气和胃。

古有"治风不治痰，事倍功半"之说。因此，治疗本病过程中有时可配合使用大活络丹、天麻丸等化痰通络之中成药，效果比较满意。

范述方

范述方．中藏药结合治疗震颤麻痹［J］．四川中医，1993，3：26.

李某，男，63 岁。1989 年 8 月 8 日诊。患者两月前发现右手轻微抖动，不能做精细操作。随后其余肢体也有震颤，上肢重于下肢，静止时明显，同时伴有头部颤摇（入睡后消失）。病初发尚能端碗持筷，以后渐至四肢发硬，动作笨拙迟缓，不能穿衣。

证属藏医学气、胆、液三者虚实不合，筋络失养。

治宜益气血平肝胆以潜阳。遂用下方（基本方：雪茶、牦牛蹄筋、天麻、半夏、冬桑叶、白芍、龙骨、牡蛎、枸杞、寄生各 30g，何首乌、地龙、野菊花、黄芪各 20g，郁金、全蝎、枣皮各 15g，岩羊角 20g，黑芝麻 60g。）加减。上肢震颤加桑枝、粉葛、桂枝；下肢震颤甚加续断、杜仲、牛膝、牦牛肾；腰软无力加淫羊藿、奶浆藤、益智仁。

炮制与服法：龙牡、寄生、首乌用健康男童尿浸泡四天，白芍、岩羊角以温热白酒浸润四天切片，白矾炒郁金。诸药共蒸一小时，晒干，共研极细末。每次 6g，每日三次，饭前开水冲服，两月为一疗程。

连服 2 个月，病情明显好转，仅见右上肢轻微震颤。上方加白术 30g，怀山药 40g，牦牛肾 1 枚，藏红花 1g，枣仁 20g，连服一月而愈。随访 5 年，未见复发。

震颤麻痹现代医学称帕金森病，属中医学"内风"证范畴。藏医学，称之为"体"症，它是由所受邪之"体"与邪之本性气、胆、液三者组合而成震颤疾病。笔者在临床上运用这一理论，采用了中藏药结合，治疗震颤、瘫痪、老年痴呆症，取得较佳疗效，特介绍供同道参考。

朱士伏

朱士伏．老年性震颤麻痹辨治 3 则．新中医，1996，28（6）：61.

例 1 徐某，男，66 岁，1992 年 4 月 1 日诊。

患高血压病 20 余年，脑动脉硬化 5 年，3 个月前因邻里口角后血压不降，双手震颤，曾服安坦、降压片、左旋多巴不效而求诊中医。自诉头晕眼花，面部烘热，午后颧红，腰脊酸软，纳少，心烦失眠，形体瘦削，肌肉强直，两手颤抖，步态不稳，尿少，大便干结，舌红瘦少苔，脉细弦。血压 180/25mmHg。

辨为肝肾阴亏，髓海不足，内风扇动，处以大定风珠加味。

处方：炒白芍、阿胶（烊）、五味子、麦冬、火麻仁、枸杞子、蝉蜕各 10g，全蝎 6g，生地黄、龟甲、生牡蛎、生鳖甲各 30g，鸡子黄 2 枚（碎拌）。

服 12 剂后震颤好转，守方加丹参、白术各 30g，服 39 剂后震颤停止，头目清爽，纳增，大便濡软，宗六味地黄丸、乌鸡白凤丸、二至丸善后，调治半年，病告愈，追访 2 年未发作。

按：《内经》曰："诸风掉眩，皆属于肝。"本案高年肝肾精血大亏，木夹火势，肝风内扇，病先肾水亏损，继之肝血亦枯，精亏于下，不能涵阳，气血失衡。肝主身之筋膜，筋膜赖阴血濡润，大定风珠滋水涵木，养血柔筋，入全蝎、蝉蜕息风止颤，使肝血淫气于筋，则震颤止，活动复常。

例 2 赵某，男，64 岁，1993 年 4 月 2 日诊。

患高血压、高脂血症 8 年，双手震颤 3 个月，逐渐累及下肢，头晕眼花，昏重步浮，下肢麻木，运动失灵，体胖气短，神疲嗜睡，外院诊为高血压，高血脂，脑动脉硬化，帕金森病。服安定、左旋多巴其症不减，遂来求诊。

诊见呼吸气粗，喉间痰声辘辘，纳少腹胀，大便干，4～5 日一行，舌胖有齿痕，苔中黄厚腻，脉滑。

辨为脾虚痰浊内阻，阳盛风动，风痰阻络。导痰汤合摧肝丸化裁。

处方：制半夏、胆南星、枳实、白茯苓、陈皮、远志、天麻、地龙、蝉蜕、熟大黄、栝楼皮、皂荚各10g，全蝎、白芥子各6g，鲜竹沥1支（兑）。

7剂后大便每日1次，量多溏滞如胶，自觉身体爽快，渐渐纳增，震颤减半。守方予健脾、逐痰、通络随症加减。42剂后震颤停止，肌肉强直缓解，活动自如。继服参苓白术丸、人参健脾丸半年，随访年余，体无异常。

按：本例高年脾土虚馁，四肢为脾之主，湿浊内生，痰浊停聚，蕴郁化火，风火炽盛，顽痰胶阻，木火亢盛，愈克脾土，土愈虚而痰火愈炽，津气不行，风痰痹阻络脉。筋脉失于约束为颤为振，拟导痰汤及《医碥》摧肝丸健脾行气，导痰化浊，息风通络，使湿痰化而络脉通，脾气健而湿浊清，气畅血调，筋脉柔和，震颤渐止。

例3 李某，男，68岁，1993年2月2日诊。

头晕目眩，渐感右上肢运动不灵4个月。时时颤动，右下肢麻木不仁，日益加重，已用维脑络通、丹参片等不效而来诊。血压130/89mmHg，面黄神疲，形体瘦削，双上肢震颤，右侧较重，气短心悸，懒言，下肢欠温，皮肤干燥，胸膺刺痛，舌暗少苔，脉细涩。

辨为气虚血瘀，筋络失养。补阳还五汤合定振丸加减。

处方：生黄芪50g，当归、赤芍、白芍、威灵仙、地龙、川芎、桃仁、僵蚕、牛膝各10g，全蝎、红花各5g，熟地黄、丹参各30g。

服12剂后，震颤稍减，体力渐增，守方加太子参、白术等补气活血之品，共服58剂后震颤停止，饮食倍增，体力增强，大便畅通，面色似有红润。嘱服人参健脾丸、丹参片、金匮肾气丸年余，巩固疗效，随访6个月，体健无恙。

按：本案年逾花甲，久病精气虚损，气虚血瘀，血瘀气滞，久病入络，络脉痹阻，则震颤日重，拟补阳还五汤补气养血，化瘀通络，宗治风先治血，血行风自灭之旨，再入《临证备要》之定振丸，取全蝎、威灵仙通化瘀血，活络止颤，标本兼顾，顽痰除而络通。

王 平

王平，王景岳．用扶阳法治疗帕金森病 1 例．扶阳论坛，2008：109.

患者甲，2005 年被自治区权威医院诊断为帕金森病，一直口服安坦、美多巴等药，效果不显，且于 2007 年 10 月出现痉挛性颈斜。多方救治无效，于 2008 年 2 月 20 日来我处求治。

初诊时见患者颈部向右侧不自主扭转，约每分钟 6 次，面色晦暗，表情呆板，动作迟缓，应答迟钝，右手震颤明显，左手震颤较右手略缓，纳呆，盗汗，夜尿频，慌张步态，步幅小，舌体胖，边有齿痕，舌苔老白舌根苔黄，右脉弦、左脉滑。

查体颈部自右侧扭转，双手为静止性震颤，双肘关节呈铅管样强直。生活尚能自理，语音单调，面部表情僵硬。

中医诊断为震颤，肝肾亏虚型；西医诊断为帕金森病Ⅲ级。

嘱其开始减服西药，口服中药汤剂，另配以香砂六君丸，每服 24 粒，一日两次。中药以大定风珠加减如下：熟地 30g，石斛 15g，白芍 30g，肉苁蓉 15g，川断 15g，白蒺藜 15g，海藻 15g，僵蚕 15g，炙鳖甲 20g，首乌 15g，煅龙牡各 30g，石决明 30g。

服 20 剂后，颈部的痉挛性斜颈明显好转，约每分钟一次，且幅度很小，饮食改善，其他症状改善不明显。于 2008 年 4 月 11 日于上方中加附片 60g、生姜 30g、肉桂 20g，并嘱其完全停服西药。

服 10 剂后盗汗止，夜尿频好转（一夜一次），自觉浑身上下舒服，有一种松绑的感觉。于是 4 月 26 日于上方改加附片 90g、生姜 30g、肉桂 20g，患者服 5 剂后自觉浑身发热，步幅明显加大、稳健，面色红润，表情丰富，喜笑颜开，继服 20 剂后，双肘关节铅管样变消失。只有双手静止时仍略有震颤，上方改为丸剂继续口服至今。

边家琪

边家琪，王云舫．针刺治疗帕金森病验案［J］．中国针灸，1995，15（3）：53.

丁某，男，75岁。1991年10月5日初诊。

主诉：13年前，左侧肢体出现震颤抖动，后逐渐加重。虽到各大医院诊治，并服用了大量中西药物，病情仍不能有效控制。继而出现尿黄，便秘，腰疼，腿软，头摇，舌颤，流涎，语言涩滞，头脑不清，反应迟钝，食少尿频，夜烦少寐，翻身起坐日夜需人照顾。

查体：面色灰暗无华，目光呆滞，语言不利。上下腹部硬胀肿满，下肢与小腹呈黑赭色鱼鳞斑，踝部肿胀光亮。左侧肌张力呈齿轮样增高，抖动不停。试走时，身向前倾，需人保护。舌红，舌体颤抖不停，脉微弦数。

治则：平肝息风，通经止颤，滋阴补肾，益气活血。

治疗：头体针综合疗法。

体针：

①头部穴：风池、完骨、天柱、百会、四神聪。

②上肢穴：肩髃、极泉、曲池、外关、合谷、后溪、内关。

③下肢穴：环跳、风市、委中、阳陵泉、足三里、承山、太冲、行间、公孙。

④配穴：命门、肾俞、大肠俞、照海、太溪、廉泉、天突、水突、中脘、天枢、归来（左）、丰隆（左）。

头针：舞蹈震颤控制区，运动区。

头体针综合疗法的治疗时间规律：每周2～3次，每次头体针各半小时以上。一个月为一疗程。

操作手法：

①体针常用穴每次必取，用28～30号毫针，一律采取泻法，唯足

三里、三阴交、命门、肾俞用补法。廉泉、水突、天突施速刺而不留针。行针后，每隔 10 分钟作手法 1 次。头部穴取坐位，针 10 分钟后缓行泻法，将双侧风池、完骨、天柱起针，再取仰卧位或侧卧位，针刺上下肢各穴，轮流选用。

②头针：舞蹈震颤控制区与运动区，上 1/5、中 2/5 均行斜刺手法，捻转频率 240 次／分，隔 10 分钟行手法 1～2 分钟，30 分钟起针。经 10 次治疗后，肢体抖动明显减轻，舌颤大减，精神倍增。数月治疗后，病情基本上得到控制，虚肿消退，大小便正常，色斑消退，每日能到户外活动 1 小时，行走数里。停针一年多来病情稳定无复发。

按语：帕金森病属于疑难顽固性疾病，一般常规疗法很难收效。《证治准绳·杂病》云："颤，摇也……筋脉约束不住，而莫能任持，风之象也。"本病多发于中老年，气血不足，肝肾阴虚之体，导致筋脉失养，脑窍不荣，虚风内起，头摇肢颤。两种针法的结合运用，大大激发了人体经气内循外连、平衡协调的作用，从而取得通经活络、益气调神、平肝阳、息风动、活气血、止震颤的显著疗效。临床上收治此类患者 10 余例，均获疗效。

方桂梅

王丽显. 方桂梅主任医师针刺治疗老年颤证经验 [J]. 辽宁中医药大学学报，2008，10：85.

魏某，女，68 岁。患者两手震颤不已，面部抖动，讲话不便，行动徐缓，已 2 月余，曾到几家医院诊治，诊断为帕金森病，服药未见好转，就诊时见两手颤抖，持物尤甚，下颌抖动，说话缓慢，且伴头晕、失眠、气短，舌淡苔白，脉虚弦。

取风池、完骨、天柱、上星、印堂、阳白、少白、后溪、申脉、足三里、关元、气海穴针刺，隔日 1 次，不用药物。针刺 10 次后，下颌震颤减轻，2 周后稍有反复，续针同前，连续针治 3 个月，震颤基本解除，继续针治过伏天后休息 2 个月，未有反复。其后大致针 1 个月，休息 1 个月，总共 2 年，诸症悉除，未再复发。

老年颤证是 21 世纪神经科学重点研究疾病之一，是一种难治性的疾病，迄今为止还未找到特别有效的治疗方法。方桂梅主任医师在临床中不断地摸索和总结，结合病人的症状和体征，特别强调辨证施治，在改善老年颤证患者的症状，缓解病情，提高患者生存质量上取得了很好的效果。

卢永兵

卢灿辉，吴春洪. 卢永兵治疗老年颤证验案 [J]. 世界中西医结合杂志，2008，3（5）：250-251.

老年颤证是指老年人头部或肢体不自主摇动、颤抖，类似现代医学所称的老年震颤麻痹综合征，是老年人的常见病、难治病。卢永兵主任医师治疗老年颤证有丰富经验，现举案于下。

1. 肝肾阴亏

王某，男，72 岁，2005 年 10 月 6 日初诊。

患者头不自主摇动 5 个月，曾用左旋多巴治疗后头摇稍轻，停药后又复原。3 个月前经 CT 诊断有脑萎缩。现面色晦暗，身体消瘦，头轻摇不止，不能自我控制，头晕耳鸣，健忘失眠，性情急躁，腰膝酸软，步态拖沓，口干微苦，大便结，4～5 天 1 次，舌尖稍红，有瘀斑，少苔，中央有裂纹，脉弦细。

卢永兵主任医师用自拟养阴活血止颤方加柏子仁治之。

方药：熟地 15g，山茱萸 12g，白芍 15g，麦冬 15g，女贞子 15g，知母 10g，葛根 15g，杭菊花 10g，天麻 12g，秦艽 12g，田七 12g，丹参 10g，玄参 15g，柏子仁 20g。7 剂，日 1 剂，水煎服。

二诊：头摇稍轻，头晕耳鸣明显减轻，睡眠改善，大便通。效不更方，再服 15 剂。

三诊：头摇明显减轻，腰膝酸软，步态拖沓，头晕耳鸣，失眠，口干基本消失。嘱上方去柏子仁配 30 剂，久煎去渣浓缩，烘干装入胶囊中，每天服原汤剂剂量之 1/5，5 个月后头摇消失，舌尖瘀斑消退。随访半年无复发。

按：病属肝肾阴亏。肾主藏精生髓，肾阴亏虚，髓少而脑海空虚失用，头不能接受控制而振摇。《赤水玄珠·颤振门》说："肾阴不足，下虚上实。"肝主藏血、主筋，肝之阴血不足，木失滋荣，虚风内动亦振摇，即《内经》所说"诸风掉眩，皆属于肝"。方中熟地、山茱萸、白芍、麦冬、女贞子、玄参、知母滋养肝肾之阴；葛根、杭菊花清热平肝；田七、丹参活血养血；天麻、秦艽息风定振；柏子仁润肠且养心宁神。肝肾阴复，髓足脑充，筋脉得养，火清风熄，则头之振摇可止。

2. 气虚血少

洪某，男，65 岁，2006 年 1 月 8 日初诊。

半年前做食道癌手术，2 个月前查脑供血不足，两手颤抖 3 个月。病者面色白，两手手指小幅度节律性颤动，提笔书写亦抖，头晕目蒙，体倦乏力，气短懒言，心悸失眠，纳少，便结，3～4 天 1 次，舌淡，边有齿印、瘀斑，苔薄白，脉细弱。

方药：当归 15g，川芎 8g，丹参 10g，熟地 15g，黄精 15g，黄芪 30g，新开河参 10g（另炖），阿胶 15g（烊化），首乌 20g，大枣 15g，天麻 10g，秦艽 10g。7 剂，日 1 剂，水煎服。

二诊：手颤动稍轻，乏力、心悸明显改善，大便正常。依上方再服 10 剂。

三诊：手颤明显减轻，提笔写字无碍，头晕、睡眠改善，纳增，再进 10 剂。

四诊：手轻微颤振，其余诸症基本消失。嘱原方配 30 剂，久煎去渣浓缩，烘干装入胶囊中，每天服原汤剂剂量之 1/5，5 个月后手颤消失。随访半年未见复发。

按：四肢为脾之末，血虚而兼气虚，手之筋脉不得血之荣养而颤振，乃血虚风动。正如《医宗己任编》曰："气血俱虚，不能荣养筋骨，故为之振摇，而不能主持也。"方中以黄芪、新开河参、当归、白芍、阿胶、首乌、熟地、黄精、大枣益气补血；田七、丹参活血养血通脉；天麻、秦艽息风定振。血足气旺，血脉通畅，手之筋脉得养则颤止。

3. 瘀血阻络

黄某，男，70岁，2006年3月18日初诊。

病者头振摇、两手颤抖6个月，3个月前经CT查脑萎缩。近2个月来用美多巴治疗，日3次，每次0.25g。现面色晦暗，头轻摇不止，两手颤抖，写字亦抖，神情呆滞，动作笨拙，起步困难，两脚难以离地，头晕头痛，失眠，乏力，口微干，大便如羊屎样，1周1次，唇舌暗红，舌尖密布瘀点，舌下静脉怒张，苔薄白，脉涩，血压150/90mmHg。

方药：黄芪30g，新开河参10g（另炖），田七15g，丹参15g，当归10g，水蛭6g，地龙10g，桃仁10g，熟地15g，川芎15g，天麻10g，秦艽9g，酒大黄5g（后下）。7剂，日1剂，水煎服。

二诊：头摇稍减，头晕头痛明显减轻，大便通，日1次。上方去大黄，服用15剂。

三诊：头摇手颤减轻，手能握物，睡眠改善，血压正常。上方继服15天。

四诊：头摇手颤明显减轻，头晕头痛消失，睡眠、步态基本正常。上方配30剂，久煎去渣浓缩，烘干装入胶囊，每天服原汤剂剂量1/6，美多巴用量减半。半年后诸症消失，面色红润，唇舌色淡红，瘀点退，血压正常。嘱再配20剂如上法制成胶囊服之，4个月后康复。

按：此为血瘀阻络，肢体筋脉缺乏润养而致。方中当归、川芎、田七、丹参、桃仁、地龙、水蛭活血化瘀养血；黄芪、新开河参益气通血脉，促进血运；秦艽、天麻息风定振；大黄活血化瘀且通便。瘀去血活，气足脉通，肢体得荣润而颤止，正如王清任曰："气通血活，何患不除。"

杨兆钢

孟志富．杨兆钢教授芒针治验举隅 [J]．天津中医，2001，18（3）：3-4.

铃木，男，60 岁，日本驻法国马赛总领事。2000 年 9 月初诊。

主诉：四肢肌肉强直伴双手震颤 4 年。4 年前，患者不明原因出现双手指在取物时颤抖，并进行性加重，以至于不能写小字，上肢自觉僵直不灵活，情绪激动或安静状态下加重，睡眠后消失。曾赴美国、加拿大等国大使馆工作并就地治疗，均无明显效果，且症状加重，双下肢僵硬，行走自觉不灵活，但无"剪刀步态"出现。服用左旋多巴类药物，初有效，症状有所缓解，后加大剂量仍不佳。特前来门诊针灸治疗。

查体：心肺（－），双上肢不自主震颤，肌张力增高，肌肉无明显萎缩，肱二、三头肌生理反射亢进，双下肢膝腱及跟腱反射略亢进，霍夫曼氏征（－），巴彬斯基氏征（－）。舌质淡暗，苔薄白略腻，脉弦细。头颅 CT 示：无明显异常改变。

诊为瘛疭（肝肾阴虚）（帕金森综合征）。

中医辨证为：肝肾阴虚之候。

治则：补肝益肾，息风止痉。

取穴：风池、风府、颈臂、极泉、少海、内关、曲池、手三里、合谷、百会、四神聪。

操作：患者仰卧位，芒针取风池穴，朝舌根方向直刺 2 寸，令感应沿头顶向前额放散，风府穴直刺 1～1.5 寸，至一定深度时，全身有震颤感为佳。颈臂在胸锁乳突肌后缘，距锁骨 1～1.5cm，垂直进针 0.5～0.8 寸时针感呈触电样放散至手指；极泉、青灵、少海均直刺 1～1.5 寸，令麻电样针感放散至手指；刺曲池、合谷、手三里、内关、均令针感沿臂向下放散，以疏通经络，留针 30 分钟。百会、四神聪轻捻缓进，留针 30 分钟。隔日针治 1 次，10 次为 1 疗程，每周治疗 3 次。

一疗程后，患者上肢震颤明显得到控制，肢体僵硬缓解，并可舞剑锻炼。1个月后，上肢震颤明显减轻，中国之毛笔书写已不困难。休息1周后，巩固治疗1疗程，临床诸症皆消失，临床治愈，赴领事馆就任。

朱一民

马久明. 朱一民老中医临证验案三则 [J]. 北京中医, 1997(4):10-11.

潘某，女，53岁，农民，1980年11月7日初诊。

病史：半年前觉右侧颜面麻木、震颤。某市医院诊断为"震颤麻痹"，曾服用抗胆碱类药物治疗，效不显，遂前来我处求治。

检查：面色无华，右侧颜面震颤频作，触觉、痛觉反应迟钝。头发稀疏不泽，爪甲不荣，舌质淡红，苔薄，脉弦细。

辨证：阴血不足，筋脉失养，络脉瘀滞。

治法：养血和肝，滋阴息风，活血化瘀。

处方：羚羊骨18g，蜈蚣3g，僵蚕18g，全蝎6g，地龙18g，丹参18g，首乌30g，生地18g，郁金15g。

复诊：上药连服30剂，病情好转，震颤减轻，但仍头晕、心悸，夜寐欠佳，遂加入养心安神之品，处方：羚羊骨18g，守宫3g，僵蚕18g，地龙18g，蜈蚣3g，丹参18g，枣仁18g，辰砂1.5g（冲），龙骨30g。

三诊：此方连服20余剂，面部震颤已明显减少，睡眠好转。间有头晕，腰酸。舌尖红，脉细弦。此阴血不足之候。遵朱丹溪"阳常有余，阴常不足"之训，方转滋阴降火，养血荣筋。上方去辰砂、龙骨，加熟地30g、龟甲30g。又进20剂后，面部震颤消失；诸症悉平，达临床治愈。

按：震颤麻痹，中医学称为"颤振"。颤，摇也；振，动也。《杂病证治准绳》认为本病乃阴血不足，筋脉失养，肝阳偏亢，阳盛化风；或因气虚，痰浊相夹所致。

朱老采用养阴息风、活血化瘀法治疗本病，获效颇佳。方中虫类药物较为重要，它不仅能活血化瘀，且有息风定惊、搜风通络等作用。所以全蝎、蜈蚣、僵蚕、守宫、地龙等虫类药始终贯穿治疗的全过程。正如叶天士所云"病久邪正混处其间，草木不能见效，当以虫蚁疏通逐邪"。

本病风动是标，阴血亏虚乃为其本。故治疗时须祛邪与扶正兼用，正气充，则正能抗邪。本例初起以祛邪为主，病情改善后，则祛邪与扶正并用，使邪去而正不伤，正复而邪不留。

林世雄

林世雄. 平肝祛瘀息风法治疗老年颤证验案2则 [J]. 新中医，1997：62.

老年颤证是指头或肢体颤振，肢体拘疼，颈背僵直诸症，属于中医学"颤振""振掉"范畴。笔者根据中医理论，自拟平肝祛瘀息风汤治疗本病2例，均取得满意疗效。现介绍如下。

平肝祛瘀息风汤基本方组成：白芍30～50g，炙甘草、桃仁、川芎、地龙、郁金、石菖蒲各10g，当归、丹参各15g，全蝎（带尾）5g，蜈蚣（微焙去头足）3条，黄芪50g。每日1剂，水煎服。15日为1疗程。

加减法：胃气虚寒者，白芍减至10g（炒至焦黄），加砂仁6g，陈皮8g；肾阴不足者加熟地黄12g，制龟甲15g；阴虚灼热者加生地黄12g，玄参10g。

例1 傅某，女，63岁，家庭妇女，1993年6月12日初诊，门诊病例。

患者3年前始出现头晕，纳差，颈肌及四肢筋脉拘挛，当地医生曾按"风湿病"治疗未效。后病情日益加重，手指震颤，行走有紧张感，颈背僵直，语言謇涩，大小便及卧床等动作均感困难，曾到汕头市某医院确诊为帕金森病，经治疗效果欠佳而转求中医诊治。

症见：面部表情呆滞，语言謇涩，颈及四肢活动略呈板硬，手指颤动呈搓丸样动作，静止时明显，情绪激动时加重。舌红、少苔，脉弦细。

诊为老年颤证，证为肝肾阴虚，虚风内动，兼夹痰瘀阻络。

治宜滋水涵木，祛瘀息风。即予基本方加熟地黄 12g，制龟甲 15g，水煎服。3 个疗程后症状明显好转，手指颤振减轻，语言缓慢清晰，颈背僵直消失，四肢活动较前灵活，起居较自由方便。药证相合，守方续服 3 个疗程，病情继续好转，日常生活能自理，但仍迟钝，嘱其每 3 天服药 1 剂以巩固疗效，病情日益改善而趋向康复。

例 2　温某，男，59 岁，干部，1996 年 8 月 4 日初诊。

患高血压病近 30 年，冠心病史 10 年。半年前自觉颈肌连及上下颚肌疼痛、板硬，需用手不时揉捏或张口松弛上下颚肌，头向前倾，吞咽时需伸长脖子，否则咳呛，双上肢不自主颤动。曾作颅脑 CT 扫描，报告为脑动脉硬化，轻度脑萎缩。脑血流图提示椎 - 基底脑血管硬化，左侧重搏波消失。前医曾用维脑路通、脑活素等治疗无效，乃转中医诊治。

症见：面部表情轻度呆板，面色晦滞乏华，右上肢静止性震颤（＋＋＋），左上肢较轻（＋＋），动作缓慢，步态前冲，舌红、边夹瘀，脉弦涩。

诊为老年颤证，证为气滞血瘀，血不养筋，肝风内动。

治宜益气祛瘀，平肝息风，即予基本方原方服用。3 个疗程后症状明显好转，颈肌板硬痛及吞咽症状均减轻，舌边瘀色转淡，双上肢震颤症减轻过半。药中病机，前方续服 3 个疗程，身体状况日趋正常，能上半天班。为巩固疗效，乃将上方改为每 2 日服 1 剂，巩固治疗。

张洪恩

张洪恩. 震颤麻痹治验一例 [J]. 辽宁中医杂志，1984（8）：40.

刘某，女，45岁。4年前骑自行车不慎被撞倒后，常觉头晕，头痛，心悸气短，失眠多梦，逐渐出现下颌及口唇肌肉颤抖，影响进食、说话。四肢倦怠，两手哆嗦不能拿碗筷，口角流涎。经某医院神经科检查诊为震颤麻痹综合征，用多种西药交替服用1年左右，病情无明显好转，加量服左旋多巴每日达15片，始能控制症状。药效过后发作如常。于1983年4月20日来院求治。

家属扶入诊室，步态蹒跚，行走困难，面色萎黄无华，呆板无表情，呈"面具脸"，两手颤抖如"搓丸样"，不能写字，两上肢弯曲呈投篮状，下颌及舌不自主地颤动，口角流涎，语言不清，自汗短气，心悸多梦，少气懒言，畏寒肢冷，生活不能自理，小便失禁，大便稍干，舌淡苔薄白，质润，舌尖有瘀点，脉虚细。

诊为颤振（震颤麻痹）。证系气虚生风，兼有血瘀、血虚之象。

治以益气温阳，息风镇潜，养血活血。

药用：黄芪60g，党参40g，附子20g，当归20g，熟地20g，川芎15g，赤芍15g，钩藤30g，全虫10g，蜈蚣3条，生龙牡各50g。

服上方12剂后，症状有所减轻，小便基本能控制，颤抖减轻，语言已能听清，口角流涎减少，舌淡苔薄，质润，舌尖有瘀点，脉虚。上方改用黄芪100g，党参50g，余药同前。连服40剂。颤抖症状明显减轻，畏寒已好。仍自汗气短，心悸失眠，口角流涎，每天服左旋多巴减为3片。续用上方去附子，加枣仁20g，远志20g，又服40剂，停服左旋多巴。症状基本控制，现仍服药巩固。

何久仁

张忠会．何久仁治疗疑难杂症验案举隅［J］．四川中医，1988，8：7.

欧某，男，68岁，1985年5月8日诊。头、双手不自主震颤3个月，生活不能自理，伴头晕心悸，腰痛，舌体瘦小，舌质淡苔薄，脉弦细。

诊断：震颤。证属肝肾不足，虚风内动。

治拟滋补肝肾、育阴息风。

药用：生地、熟地各15g，山茱萸、杜仲、茯苓、知母、黄柏各12g，黄芪、龟甲各18g，当归10g，全蝎6g，蜈蚣2条。

服上方5剂后，头及双手震颤减轻，心悸消失，仍腰痛。上方加枸杞15g。继服10剂后，震颤消失，已能持筷穿衣，腰痛减轻。拟六味地黄丸善后。

按：患者年高，肝肾精血不足，筋脉失养则颤动不已，肢体麻木，肝阳偏亢化风则头晕；腰为肾府，肾虚则腰痛。舌脉乃一派虚象。方用杜仲、枸杞、山萸肉、生地、熟地滋补肝肾，黄芪、当归大补气血，龟甲、地龙、全蝎滋阴息风，知母、黄柏滋阴降火，茯苓益气健脾而利生化之源。效专力著，故获显效。

张汉樑　祝维峰

张汉樑，祝维峰．针刺治疗帕金森病运动障碍的临床观察［J］．中国针灸，2003，23（12）：710.

郭某，女，62岁，退休干部，住院号：77839，于2002年1月就诊。

主诉：肢体运动迟缓、肢体不自主颤动 3 年余。经头颅 CT 扫描，未见异常。长期口服美多巴 0.25g，1 日 3 次，症状没有明显缓解而收住院。

入院时症见：肘、腕、掌指关节均有明显的静止性震颤，四肢肌张力呈齿轮样强直，腱反射亢进，写字时有明显的小字征，慌张样步态，玩具样脸。走 10 米所需的时间平均为 56～58s，其中起动时间平均为 4s，坐下时间平均为 6s，转弯时间平均达 14～18s，直线 1 米内平均步距为 0.26～0.28m。

在药物治疗的基础上，取梅花针叩击患者四肢和背部，然后再施以针刺。

（1）叩击部位：上肢先从肩关节开始，分别叩击伸肌群和曲肌群。伸肌群从肩髎穴开始，沿着手少阳经向下轻叩，止于液门穴；屈肌群从手厥阴经的天泉穴开始，沿着手厥阴经向下轻叩，止于大陵穴。下肢取行于下肢前面的足阳明经和行于下肢后面的足太阳经。背部则主要沿着两侧的足太阳经往下叩。轻轻地叩击，以皮色稍红为度。

（2）针刺：按患者的步态和肢体震颤的不同程度，分别选取腕关节的阳池、阳溪、大陵和养老穴；肘关节的曲池、尺泽、曲泽和少海穴；肩关节的肩髎、肩髃、肩贞和天泉穴；踝关节的中封、太溪和解溪穴；膝关节的阴陵泉、阳陵泉和委中穴；髋关节的环跳和承扶穴进行针刺。

针具：依不同的穴位分别选取不同长度的、直径为 0.3mm 不锈钢针灸针进行针刺。

针法：整个针刺的过程，从入针、得气后的运针到出针，都要求用轻手法。得气后留针半小时，每 5 分钟运针 1 次，运针时只轻摇或轻弹针尾，不提插捻转。

疗程：每天治疗 1 次，15 天为一疗程，休息 5～7 天后再行下一疗程。上方法治疗 3 个疗程后，走 10 米所需的时间平均为 48～50s，其中起动时间平均为 3s，坐下时间平均为 4s，转弯时间平均达 10～13s，直线 1 米内平均步距为 0.32～0.34m。同时，美多巴用量可以减少到 0.125g，一日 3 次。随访 1 年，病情稳定，美多巴的用量没有增加。

杜元灏

柴华，杜元灏．针刺治疗帕金森病验案［J］．山西中医，2008，24（10）：56.

黄某，女，70岁，2007年5月21日初诊。

头面部、双侧肢体静止性震颤3年余。3年前无明显诱因出现不自主的嘴唇抖动，继而发展为头面、四肢的不自主颤动，上肢尤甚。入眠即止，醒则复发。先后经天津多家医院诊断为帕金森病，服多种西药如美多巴、安坦等，症状未见明显好转。亦曾接受过针灸治疗，症状有所缓解。来我院求治，经CT检查排除多系统萎缩症。

既往有高血压、冠心病史。现症：表情呆板，头面、双侧肢体静止性震颤，手颤明显为搓丸状，无法书写，运动迟缓，常感头晕，面色萎黄，腰膝酸软，畏寒，饮食无味，舌淡苔少，脉沉弦滑。

诊为帕金森病。证属肝肾亏虚（水不涵木）。

治以升清降浊，滋补肝肾，解痉息风。

取穴：

（1）兴阳振颓，补肾健脑：前顶、后顶、通天、完骨、外天柱。

（2）滋补肝肾，升清降浊：升清取曲池、足三里、复溜、正廉泉；降浊取合谷、丰隆、太冲、血海。

（3）解痉息风：天井、腕骨。前后顶，为百会穴前后各1.5寸处；通天，平百会，左右旁开各1.5寸处；外天柱，平天柱，斜方肌的外缘，天柱旁开5～7分；正廉泉，前正中线上，喉结上缘的凹陷中。余穴均为常规取穴。

操作：前后顶、通天穴取穴时针尖沿百会方向相对斜刺0.8寸；正廉泉浅刺，并施以雀啄补法；升清穴均施以捻转补法，行手法1分钟；降浊穴均施以呼吸泻法，行手法1分钟；余穴均为常规操作，得气后留针30分钟。

每天治疗 1 次，12 次为一疗程。视病人体质情况或休息 1 周或继续针治。针刺治疗后，原来服用的药物继续服用，2 个疗程后视病情改善情况适当减少药量。经 10 次治疗后患者症状明显好转，继续针刺先后共 3 个疗程，诸症明显减轻，接近痊愈，停止治疗，后随访基本痊愈。

按：帕金森病又称震颤麻痹，是发生在中老年人锥体外系的进行性变性疾病。主要病变部位在黑质和纹状体。年龄老化、环境危险因素、遗传因素为其主要病因。在治疗方面，由于目前的药物都不能从根本上消除黑质变性，因而也就不能阻止其继续发展的病理改变，其结果是药物用量越来越大，疗效越来越差，副作用越来越多，且患者往往难以忍受药物带来的副作用。

该病属中医学颤证、痉证范畴。病机为肝肾亏虚，精血不足，气血虚衰，上不能滋养髓海，下不能濡润筋骨肌肉，或风火夹痰，气滞痰阻，筋脉失养。《证治准绳·杂病》称："……筋脉约束不住而莫能任持，风之象也。"古代医家多从肝、从肾、从风方面治疗，认为其病位在肝，并与脾、肾关系密切，病理基础是内风，风气内动、走窜四末发为震颤；若风痰内阻、经筋失养，则出现僵硬等症状。风气内动是病机关键，是潜在病因。而虚则是该病的关键所在，由虚而引发内风，风动加重正虚，使诸证候更加缠绵。

该病多为中年后发病，究其原因为病人脑髓渐耗，使肢体失去统摄而震颤不已，神不导气使肢体僵直而不用。故治疗当升清降浊，滋补肝肾，解痉息风。又因脑为髓海，肾藏精，主骨生髓通脑，肾精亏虚髓少，脾虚不能荣脑，脑髓失养而致变性，筋脉失濡而致颤动，肌肉挛急而强直。

故取前后顶、通天穴，属于头部局部取穴，针刺之可调节一身阳气，兴阳振颓，适用于阳气不足诸症；针刺完骨，养血健脑；外天柱则可通经导气。脑部穴位合用以恢复脑对筋骨肌肉的调节作用。复溜为该经母穴，调虚则补其母，针刺可滋阴息风，补肝肾，疏通足三阴经经气；正廉泉滋补肝肾，化痰开窍，再配伍另两个升清主穴曲池、足三里，共奏行气养血、填精补髓、升清健脑之效。合谷、太冲同用合称四关，旨在整体调节，一为阳经原穴，一为阴经原穴，基于阴阳相交之理，起到镇痉之效；丰隆可祛痰息风，以祛生痰之源；血海活血而祛瘀浊，又"治风先治血，血行风自灭"，血脉通畅有利于震颤、僵硬症状的改善。天井配腕骨为一组经验效穴，擅治肘臂诸疾中属虚的颤证。诸穴相伍，使气血生化有源，先后天得养，肝肾精血得充，而达治疗目的。

李光琰

李振爽，李玉桥. 李光琰辨治疑难杂病医案拾萃［J］. 江苏中医，1997，18（6）：27.

于某，男，47岁，农民。1976年3月初诊。

全身震颤，头摇摆，手臂摇动不能自主月余。在某县医院诊为功能性震颤麻痹综合征，应用左旋多巴、安坦等药治疗未效。舌质红、苔白，脉弦滑。

辨证为肝风内动，痰火上扰。

治宜镇肝息风，清痰降火。

处方：半夏15g，赭石50g，钩藤30g，白芍30g，南星15g，茯苓20g，香附30g，陈皮10g，天麻12g，竹茹10g，当归15g，菊花10g，丹参20g，薄荷10g。水煎服，每日1剂。共服50剂，诸症悉除。

按：《内经》云："诸风掉眩，皆属于肝。"本病为肝气郁滞，日久化热生风，风动自摇。肝火灼津，炼液成痰，痰气郁搏，上扰神明，则诸症可见。方中赭石、钩藤、白芍、天麻、菊花等镇肝息风止痉，半夏、南星、竹茹化痰清热，白芍、香附、薄荷疏肝解郁，丹参、当归、白芍养血活血。

全方共奏镇肝息风、化痰降火、养血活血之功。方中赭石既能平肝潜阳，又能重镇降火，对肝风内动、肝火灼津成痰者尤为适宜；白芍既可平肝养血，又长于敛阴。而痰火致病，每多伤阴，故二药常大量应用，赭石常用至 50g 以上，白芍用至 30g，临床验证，疗效甚佳。

史载祥

傅俊英．史载祥治疗神经系统疑难验案举隅［J］．中西医结合心脑血管病杂志，2003，1（6）：354．

罗某，男，67 岁。因躯体、左上肢震颤，左侧面部、左下肢麻木半年就诊。

病人半年前无明显诱因出现肢体震颤，左面部及左脚麻木，行走不利，平衡性差。近来病情渐进，现见左上肢肿胀、僵直，不能屈伸，伴性格改变，说话明显减少，听力减退，耳鸣乏力，记忆力下降。大便尚可，夜尿频，每晚 2～4 次。舌紫暗，苔白腻，脉弦细。

查体：血压 170/100mmHg，面部表情淡漠，躯体、左上肢静止及运动性震颤，左手强直，运动迟缓，肌力正常，肌张力增高，腱反射正常，病理反射未引出，感觉正常。脑电图正常。颅脑 CT 示脑干及小脑萎缩。

西医诊断：震颤麻痹，脑干及小脑萎缩，高血压病。

中医诊断：肝肾不足，阳亢风动之颤震。

处方：羚羊角 9g，桑菊各 15g，钩藤 15g，大贝 15g，潼白蒺藜各 15g，天麻 10g，菖蒲 30g，生地 15g，白芍 10g，白附子 10g，僵蚕 15g，全蝎 2g，水煎服，14 剂。

二诊：用药后左侧面部麻木面积明显缩小，躯体震颤好转，步履亦稳，听力较前提高，耳鸣消失。左手仍肿胀，夜尿仍频。脉弦滑，苔白腻渐退，质仍紫暗。上方加益母草 30g，泽兰、泽泻各 15g，北五加皮 2g，继进 14 剂。

三诊：诸症缓解，生活基本可自理，步行较平稳，面部表情活泼自如，言语增加，情绪明显好转。左上肢肿胀消退，颤动止，脉弦细，舌淡暗，苔薄腻。原方加减继服 1 个月后，改服中成药杞菊地黄丸巩固。

随访1年，未再复发。

按： 震颤麻痹以肢体震颤、肌肉僵直和关节拘挛为三大主症，当属中医学风病范畴。"诸风掉眩，皆属于肝，诸寒收引，皆属于肾，诸暴强直，皆属于风……"震颤麻痹病位在肝肾两脏，由于病人年老体虚，肝肾精血亏耗，肝肾不足，阴亏阳亢，风阳妄动，筋脉失养所致，故治以羚角钩藤汤滋阴潜阳，平肝息风，加牵正散搜风定颤，菖蒲开窍解郁，天麻、潼白蒺藜定风止痉，肝肾得补，虚阳得抑，内风自平，则诸症可除。

李兴培

宁建武. 李兴培教授辨治神经系统疾病经验 [J]. 辽宁中医杂志，1994，21（11）：517-518.

徐某，男，42岁，1985年11月18日初诊。

主诉左上肢、双下肢颤抖，酸软无力3月余。因与爱人离异，导致失眠，狂躁，服用奋乃静过量且过久，精神病院诊断：狂躁型精神病；震颤麻痹。治疗数月无效，转来我院就治。诊见：颈项强直，转项不利，行走时左上肢失去摆动能力，狂躁、情绪不稳，精神异常。舌质淡红，苔薄白，脉弦。

证属营卫不和，阳失潜敛，虚阳上浮，扰袭心神。

治宜调和营卫，潜敛浮阳，佐以养心宁神舒肝。

方遣桂枝龙骨牡蛎汤合甘麦大枣汤加味。

药用：桂枝6g，白芍25g，生龙骨、生牡蛎、珍珠母、龟甲、鳖甲各30g，柴胡10g，麦芽30g，生姜3g，大枣10枚，炙甘草6g。

上方6剂，颤抖全部消失，巩固服药10剂，后未再犯。因睡眠不佳，有时彻夜不寐，遂以甘麦大枣汤、酸枣仁、百合、地黄加半夏合剂服之，再服13剂，每夜能眠5～6小时。后方易温胆汤加菖蒲、远志、胆星、合欢花、甘麦大枣汤宁心安神，调情逸志，恢复如常人，于翌年

3月中旬痊愈出院。

按：本例追溯病因，由于情志不畅，肝郁气滞，郁久则化热，肝阳浮越，扰袭心神，故烦躁、不寐；加之过量久用奋乃静抑制中枢神经太过，导致人体阴阳失调，代谢紊乱，产生超限抑制，反应兴奋狂躁。肝藏血，主筋，肝血不足，阴不制阳，肝阳浮越，肝风内动，血不养筋，则手足震颤麻痹。

李师审时度势，详察病机，认为肝阴不足是本，肝阳浮越是标，此时标本兼治方能使"阴平阳秘"。故药用桂枝汤调和营卫，加大白芍用量养肝柔肝，补虚弱，调阴阳；龙骨、牡蛎、珍珠母潜阳入阴，交通心肾；甘麦大枣汤甘以缓急，养血润燥；龟甲、鳖甲滋肝肾之阴而潜纳浮阳；柴胡疏肝解郁；麦芽疏肝和胃。如是阳固阴守，肝郁得解，服药6剂，颤抖消失，烦躁好转。惟仍睡眠欠佳，针对病机先后再疏以甘麦大枣汤加酸枣仁、百合、地黄、半夏，温胆汤加菖蒲、远志、胆星、合欢花等，心肝胆三经并调，佐以化痰和胃，而收全功。

张小山

张小山. 震颤麻痹证治［J］. 新中医，1997，29（6）：61.

肖某，女，52岁。患者因左手轻微颤抖逐渐发展至左上下肢震颤不已，1984年经某医院神经内科确诊为帕金森病，曾予中西药治疗均无明显改善，并呈缓慢进展加重，于1985年4月3日就诊。

症见左手、左腿亦震颤抖动不已，左手呈搓丸样动作，取放物品困难，上肢屈伸抡转动作幅度减少且不灵活，行走时上身前倾作前冲状，左膝不能伸直，躯干不能灵活向左右转动，颈、背部肌肉强直感明显。面部表情僵滞，声音颤抖，情绪善惊而激动，自觉心脏也在颤动，形体消瘦，大便秘结，舌质微红、苔薄白呈斑驳腐状，脉沉弦而细。

证属肝肾亏虚，阳亢风动。

治以滋补肝肾，育阴潜阳息风，拟大补阴丸合六味地黄汤加减。

处方：龟甲、生龙骨、生牡蛎（均先煎）各 30g，炒酸枣仁、木瓜、茯苓、生白芍、山茱萸各 15g，熟地黄、钩藤、丹参、白蒺藜各 10g，牡丹皮 8g。水煎服，每日 1 剂，分 2 次服。

6 月 10 日二诊：服上方 60 剂后，诸症均有不同程度的减轻，自述感觉较好，但每于情绪激动时震颤加重，守上方加枸杞子 30g，鹿角胶（烊化服）10g。

续服 80 剂后，情绪较稳定，震颤减轻，生活自理能力有所加强，将上方稍加减后配制成中药丸，每日服 3 次，每次服 10g。笔者 1992 年 5 月 2 日随访，见患者生活自理能力进一步加强，但情绪刺激时会自服左旋多巴 1 片，安坦 1 片，坚持服用制备的中药丸，于 1994 年 1 月 6 日再次随访，病情稳定。

许式谦

唐俊琪，高新彦，李巧兰．古今名医内科医案赏析［M］．北京：人民军医出版社，2005：380-381．

钟某，女，19 岁，学生。1987 年 9 月 15 日初诊。

主诉：全身震颤已 12 天。

病史：患者 9 月 13 日从广西柳州来南宁其姐姐家玩，因坐汽车疲劳致失眠，误服五氟利多 4 片（每片含 20mg）后出现嗜睡，次日下午上街时突然出现两眼向上凝视，四肢震颤，肌肉紧张，动作迟缓。曾在某医院诊治，诊断为震颤麻痹综合征（用药不详），疗效不显，要求试用针灸治疗。

检查：神志清楚，动作迟缓，头项稍强硬，时现面具脸，瞳孔等大同圆，对光反应存在，舌无倾斜，其他脑神经正常，心肺正常，腹部平坦，肝脾不大，四肢不自主震颤，腱反射弱，肌张力增强，未引出病理反射。舌质淡红，少苔，脉象细、稍数。

诊断：震颤（震颤麻痹综合征），肝风内动型。

治疗：平肝息风，养血柔筋。

取穴：百会、颊车（双）、合谷（双）、足三里（双）、印堂。

操作：平补平泻，留针 30 分钟。

从 9 月 15 日～9 月 23 日，针 8 次而愈。

评析：本案为许式谦治疗震颤验案之一。许式谦，1921 年生，河北省涉县人。广西南宁市针灸研究所所长，针灸主任医师，中国针灸学会理事，广西针灸学会副会长。本案乃五氟利多过量，药毒损伤阴血，筋失所养故肢体震颤。针百会可平肝息风；颊车、合谷可疏风通络利牙关；印堂宁神志；足三里理脾胃调气血，故可平息肝风，震颤消除。

庞 宁

庞宁. 地黄饮子主治喑痱举隅［J］. 江苏中医，1998，19（4）：34.

胡某，男，62 岁，退休工人。1996 年 3 月 15 日诊。

4 年前，患者出现四肢抖动，不能自主，书写困难，步态不稳，确诊为震颤麻痹。刻诊说话发音不准，难以连贯，站立不稳，耳鸣健忘，失眠多梦，口干不欲多饮，腰酸膝冷，苔薄根微腻，脉沉细。查血压 120/80mmHg，心电图、血脂、血糖、血电解质均正常。

此乃真元亏虚，阴不敛阳，阳不入阴，痰浊不化，痹阻官窍而成喑痱。

治当温补下元，摄纳浮阳，开窍化痰，标本兼顾。

处方：干地黄 15g，山茱萸 10g，肉苁蓉 10g，肉桂 1.5g，附片 6g，石斛 12g，五味子 6g，麦冬 10g，茯苓 15g，菖蒲 10g，远志 6g，胆星 8g，生姜 5 片。

服 10 剂后，能够下地慢行，语言渐清。再进 10 剂，语言清晰，动作基本协调，生活能够自理。

李怀生

李怀生. 定振丸加减治疗震颤麻痹 11 例 [J]. 浙江中医杂志，1993（4）：186.

崔某，女，62 岁，退休工人，1988 年 11 月 3 日就诊。

患者手颤 13 年，4 年前患中风，治愈后手颤加重，又伴右半身震颤，每发不能自止。遇事或遇生人则震颤加重，剧甚时吃饭亦需他人帮忙。西医诊断为震颤麻痹，虽转数家医院诊治，长期服用安坦、大活络丹等不见好转。今见形体消瘦，双上肢屈曲颤抖不止，伴头晕肢麻，舌质暗红，苔薄白少津，脉弦细而数。

辨证：阴血不足，肝风内动。

治法：滋阴养血，平肝息风。

方药：加减定振丸。

熟地、生地、当归、川芎、白芍、钩藤、制首乌、枸杞子各 15g，黄芪 24g，白术、天麻、防风、威灵仙各 10g，全蝎 6g，蜈蚣 2 条，再加菊花 10g。

服药 5 剂，头晕止，又服 10 剂，震颤转缓。上方去菊花，加重滋阴及虫类药，继服月余，身动止，手仍颤，肢麻。又服 15 剂后，将上方 3 倍剂量研成细末，炼蜜为丸，每丸重 9g，每日 3 次，每次 1 丸。药尽症除，又服 1 料以巩固疗效。随访 1 年未见复发。

刘家瑛

刘家瑛，任小群．针刺治疗震颤麻痹 159 例疗效观察［J］．针灸临床杂志，1993，9（5）：10～11．

丁某，男，69 岁，干部，病例号 0208。

四肢颤抖五年余，自 1985 年起右手左腿震颤，逐渐发展到四肢，行走困难。1986 年在当地医院诊断为"震颤麻痹"。服用安坦，日 2 片，维持现状。1990 年 5 月 11 日来我所就诊。

诊查：四肢震颤以右手左腿为甚，肌张力明显增高，迈步及书写困难，心悸汗多，大便干，表情淡漠，语言欠流利，舌质红，苔白，脉洪大。

中医辨证为肝肾阴虚，血瘀风动，西医分型为震颤型。

针刺治疗 30 次，患者临床症状基本消失。

附：治疗方法

主穴：舞蹈震颤控制区、百会、神庭、曲池、外关、大冲、消颤穴（经验穴：少海穴下 1.5 寸）。

配穴：根据中医辨证随症补穴。如肝肾阴虚者加三阴交、复溜；气血不足者加足三里、合谷；痰热动风者加阴陵泉、丰隆等。

操作：采用 32 号 1 寸或 1.5 寸毫针直刺，平补平泻。针刺得气后留针 30 分钟，舞蹈震颤控制区加电流，频率为 150～200 次/分，强度以病人感觉适度为宜，每日或隔日一次，10 次为一疗程。为使针刺顺利施治，接受本方法治疗之前，已服用安坦、金刚烷胺、左旋多巴、美多巴等西药患者，在治疗期间仍继续服用，以防突然停药而引起反跳。随着针刺治疗后症状减轻而逐渐减少西药的用量，乃至停药。

辅助疗法：使用通经活络仪，将其电极置于头及颈部夹脊穴，每次 2～3 分钟，以病人舒适为度。

王东坡

王东坡. 中西医结合治疗帕金森病 24 例临床观察 [J]. 浙江中医杂志，1998（10）：445-446.

孙某，男，68 岁。离休干部。1993 年 7 月 15 日初诊。

主诉：行走不稳，双手震颤 6 年，伴语言不畅加重 1 周。患者 6 年前始作手颤、乏力、神呆，渐渐加重，曾作头颅 CT 检查，无异常。在当地医院诊为帕金森病，予服安坦、金刚烷胺等，症情时有反复。近 1 周出现小溲不畅，吞咽困难，不能行走，语音低弱，言语不清，面色㿠白，肢体拘痉，纳差，多汗。舌胖淡、苔薄白腻，脉弦细。

查体：体温 36.2℃，心率 80 次／分，血压 110/68mmHg；神清、表情淡漠，双侧瞳孔无异常、无眼震，右眼睑下垂，咽反射减弱，颈部强直，双手呈搓丸状震颤，四肢肌力正常，肌张力增强，呈齿轮状；腱反射亢进，霍夫曼氏征（＋），掌颏反射（＋），巴彬斯征（－），指鼻实验（＋），跟膝胫实验（＋），心、肺无异常，膀胱充盈，余无殊。心电图、血生化、血常规等检查均正常。

西医诊断：帕金森病；尿潴留。

中医诊断：颤证，气血不足型；癃闭。

辨证：补益气血，祛风止痉，通阳化气。

针刺：合谷（双）、风池（双）、风府、阳陵泉（双），用平补平泻法；另加足三里（双）、中极、三阴交（双）行补法。留针 30 分钟，隔日 1 次。

中药：蝉衣、炙僵蚕、地龙、杏仁、葛根、当归、白芍、白术各 10g，黄芪 30g，党参 15g，蜈蚣 1 条，甘草 3g。每日 1 剂。

另服：安坦 4mg，每日 3 次；金刚烷胺 0.4g，每日 3 次。1 周后减半。

经针 1 次后，自觉症状减轻，能扶物行走，小溲自解。治疗 3 月余，能生活自理。巩固治疗6个月后，改用祛风除颤汤加减制蜜丸，每日3次，每次15g；安坦2mg，金刚烷胺0.2g，每日各2次。随访2年，病情未加重。

廖仲颐

罗和古．内科医案［M］．北京：中国医药科技出版社，2009.

宋某，男，30岁。抗日战争时期，病肢体震颤，昼发夜安，已经半年。

此肝风内动，而导致手足颤抖。治宜养血祛风，安神开窍。

处方：羌活10g，独活6g，防风10g，白薇10g，细辛5g，当归10g，川芎5g，肉桂10g，半夏10g，菖蒲5g，茯苓10g，远志5g，党参10g，甘草5g，大枣3枚，连服30剂。肢体震颤逐渐缓解，行坐自如。

按：本例临床症状震颤麻痹，属难治之症。肝属风，主筋，肢体震颤，属肝风为病。故以二活、防风祛风，"治风先治血"，以川芎、当归和血，"血和则风平"，手足颤动与心神有关，故又以党参补心气，菖蒲开心窍，茯苓、远志安神，佐以辛、桂通经，半夏除痰，白薇退热止风，风静火熄，血活神宁，则震颤自已。

陈亦人

张某，女，52岁。

初诊：1967年6月26日。

主诉：右上肢震颤1年余。去年5月份见右上肢震颤，且有逐渐加重之势。曾在某医院神经科诊为帕金森综合征，选服中西药物，未见明显效果。

诊查：右上肢震颤，且右手足浮肿，时出冷汗，面色㿠白，夜寐不安，心中不宁。大便干结，七八日一行。能食不渴，苔白腻，脉沉细。

辨证：心阳不振，痰饮浸渍。

治法：温阳安神，祛痰化饮。

处方：桂枝9g，白芍9g，炙甘草6g，橘红6g，白薇9g，茯苓9g，胆南星6g，生龙牡各9g，大枣5枚。

5剂，另礞石滚痰丸6g，日2次。

二诊：1967年6月30日。震颤未止，右侧肢体肿胀仍甚。心悸头晕，脉仍如前，但白腻苔渐化。痰湿有欲化之机。续进温阳散水，真武汤加减。

处方：制附片9g，云茯苓9g，白术9g，杭白芍9g，生姜9g，桂枝9g，生龙牡各9g，五加皮9g，白芥子6g，大枣5枚，7剂。

三诊：1967年7月8日。肢体震颤完全停止，浮肿亦减，但自述腰脊酸胀，弄舌。苔薄白而不腻，脉细稍沉。温阳散水已效，仍宗原意加减。

处方：制附片9g，云茯苓9g，白术9g，生姜9g，桂枝9g，生龙骨9g，白芥子6g，石菖蒲9g，独活6g，薏苡仁15g，大枣5枚，7剂。

以后该病人未再来诊。年关时见到她，言语身体基本如常，病体竟获痊愈。

矢数道明（日本）

矢数道明（作者），侯召棠（编译）．汉方临床治验精粹［M］．北京：中国中医药出版社，1992：52-53．

帕金森样证候用大柴胡汤加味方

浅某，61岁，男，是由遥远的四国地区到东京求诊的。初诊1980年10月。

体格、营养、面色均一般，血压140/100mmHg。脉基本上亦属一般。主诉3年前起步行时若要改变方向，变得不能自由转向；写字时书写很不流畅；跪坐时两脚感到针刺样发麻。近2年来步行困难，手指震颤，记忆力急剧衰退，读书时不能明确理解内容。同时口干、发声困难、声音嘶哑、行动迟钝，身体逐渐前屈。

医院诊查结果，诊断为帕金森病，并称患者已过早地出现老化现象。经过各种治疗，但迄今未好转。

因患者有胸胁苦满，故投给了大柴胡汤加芍药、厚朴各5g。服药1个月后有所减轻，2个月后，步行已不困难，能挥动双手快速行进；亦可自由转换步行方向。近来几乎每天均步行4公里，其好转速度及程度使友人们十分惊奇。年末时亲手写了350张贺年卡，丝毫也未发生手的颤抖。其后继续服药至今年10月恰好一年，患者来信表示感谢并报告病情，目前身体的前屈状态已得到纠正，下肢及腰部有稳定的力量，步行自由，甚至可跑马拉松。

笔者曾治疗十余例帕金森病，其中好转者约占30%，本例则为最突出的一例。

帕金森样证候用七物降下汤及痿证方

清某，65岁，女。1981年7月初诊。形体肥胖，面色一般，脉沉而有力，血压高，初诊时为170/110mmHg。

去年3月起，跪坐时膝下有痉挛样感觉，类似肌肉收缩；另外，腰部使不上劲，身体不稳，脚及腰部似在晃动。心电图显示有心肌梗死症候。大便3天1次，言语、行动迟钝，手足颤抖，颇类似帕金森病。腹部有力、膨满，脐两旁有瘀血证。

因而投给了七物降下汤加桃仁、牡丹各3g，杜仲4g，大黄1g。服药后血压顺利下降，手足颤抖逐渐减轻，9月在某大学医院诊查结果，诊断仍为帕金森病。4个月后血压降至130/85mmHg，手足颤抖基本消失。因下肢仍无力，故在初诊后1年时，改用痿证方加大黄1.5g后，足部力量恢复，已可顺畅地行走。医院检查结果，胆固醇及中性脂肪均有好转，近来血压稳定在130/90mmHg。

七物降下汤及痿证方均为四物汤之加减方，对于脚力弱、高血压、震颤等可以综合地促使病情向好的方向转化。

秦昌遇

鲁兆麟. 中国古今医案类编 [M]. 北京：中国建材工业出版社，2001：442-443.

一男子宿善多恐，遇事矜持。病头摇，六脉沉缓，左手关尺散弱无力。

此虚风之候也。矜持太过，则损伤肝肾两经之血。经曰：诸风掉眩，皆属于肝。又曰：恐伤肾。恐惧不已则火起于肾，而消炼精血。肾水一亏而心火暴亢无制。故曰诸逆冲上，皆属于火。风火相扇，则为摇动振掉。

治法惟宜养血顺气。气行而痰自消，血荣而风自灭也。早用养荣膏，夕用定振丸。三月而始痊。

养荣膏：枸杞八两，人参、黄芪、当归、白术各四两，天冬、麦冬各二两。

定振丸：黄连、半夏各四两，川芎、当归、白芍、熟地、人参各二两，黄芪、白术各三两，天麻、秦艽、灵仙、防风、荆芥各半两，全蝎、细辛五钱。

周南：萨摩川北千左卫门，脉右滑疾，十年前右半身不快，手觉摇掉，头颠眩欲仆。后又病伤寒，则掉摇不止，右背胛胀痛，高一块如覆瓢，筋脉动掣炙火，无算血液干燥。

此痰气内郁，肝风自动，肺不能制，故反有余于肺之部分也。

治宜消痰定风，养血理气。

方以橘、半消痰，竹沥佐之；钩藤、天麻、秦艽祛风定搐；当归、芍药以养血；桔梗以清肺道；山栀以引火郁。三大剂而背肿稍宽，痛止，搐掉亦轻，连进十剂，病去七八，又二十服而高者痊愈。至奇之病，用至平之药亦奏奇功，针芥相投耳。

朱进中

吴鞠通云："热邪久羁，吸烁真阴，或因误表，或因妄攻，神倦瘛疭，脉气虚弱，舌绛苔少，时时欲脱者，大定风珠主之。"又云："此邪气已去八九，真阴仅存一二之治也。观脉虚苔少可知，故以大队浓浊塞隙，介属潜阳镇定。以鸡子黄一味，从足少阴，下安足三阴，上济手三阴，使上下交合，阴得安其位，斯阳可立根基，俾阴阳有眷属一家之义，庶可不致绝眼欤。"

诸家多宗其热邪久羁，吸烁真阴之见，施于温热之病后期，阴精大亏，虚风旋扰之证，而于杂病之阴精大亏，虚风旋扰之证殊少论及。余宗阿胶、鸡子黄，取其血肉之品，以补阴液而熄内风；芍药、甘草、五味子甘酸化阴，补阴敛阳；更取三甲之介类潜阳，麦门冬、地黄滋阴润燥之义，施用于杂病真阴亏损、虚风内动者，亦效。

例如：患者董某，男，28岁。数年来四肢沉重，行动迟缓，手指运动不便，不能作精细动作，说话缓慢单调。某院始以安坦、东莨菪碱等而取效。但近一年来又日渐加重，某院诊为震颤麻痹。审其表情呆痴，很少眨眼，手指运动不便，不能拿笔写字，微颤，有时涎水不由自主地流出，平卧时翻身亦感困难，走路时躯干向前弯曲，头向前倾，呈急速小步，越走越快，不能即时止步或转弯，说话迟缓而困难，食欲正常，舌苔净，脉虚弱。

综其脉证，诊为真阴亏损，虚风内动。乃拟大定风珠加减以滋填镇纳，安其龙雷，熄其虚风。

处方：龟甲 30g，鳖甲 30g，牡蛎 30g，阿胶 10g（烊化），炙甘草 10g，麦冬 10g，生地 15g，五味子 10g，白芍 15g，火麻仁 10g，鸡子黄 2 枚。

某医云：大定风珠原为温病而设，老师何用于震颤麻痹？脉虚何不用参苓白术散之属？答云："参苓白术散及化痰安神诸药，前医已用之不效，事实证明是不可再用，再思原方与病亦不合拍，本病乃阴精亏损，非急以填精补髓不可治，故以大定风珠，而不用参苓白术散。"药进7剂，诸症果减，口涎停止，继进14剂，精神大增，走路亦能跨步而前，再进14剂后，即上班开始工作。

雏晓东

连梅汤加减治疗帕金森病案

郭某（住院号：0090173），男，68岁，已婚，退休干部，居处环境良好，广东南海人。

行动迟缓，反应迟钝，言语低沉4年余，加重3个月。患者于2001年开始出现左侧肢体的僵硬乏力、行动迟缓，曾在省人民医院就诊，诊断为"帕金森病"，服用美多巴、协良行治疗。2004年患者上诉症状进行性加重，行动迟缓，反应迟钝，言语低沉，曾来我院住院治疗，症状好转出院。

近三个月以来，患者行动迟缓、言语低沉缓慢再次进行性加重，来我院再次求治。

症见：患者神清，精神差，反应迟钝，肢体僵硬，左侧尤甚，行动迟缓，卧床不能翻身，需家人帮助方可下床活动，言语低沉且缓慢，伴焦虑、烦躁，眠差，口干，交流有障碍，二便调。

诊查：表情呆滞，前屈姿势，步态细碎缓慢，静止性震颤不明显，右上肢摆动幅度小，四肢肢体肌力Ⅴ级，四肢肌张力呈铅管样增高，以右侧肢体明显。眉心反射（＋），头坠落试验（＋），双上肢腱反射（＋＋），双下肢腱反射（＋），双侧霍夫曼征（－），双侧巴宾斯基征（－）。舌偏红，苔薄白，脉弦细。

此为老年久病，肝肾精血亏虚，筋失濡养所致之拘病。

法当滋补肝肾，养血柔筋，拟连梅汤加减，处方：

乌梅10g，阿胶（烊化）6g，山萸肉6g，白芍10g，熟地10g，葛根 10g，黄连 3g，川芎 6g，石菖蒲 6g，炙甘草 3g。

日一剂，水煎 2 次，阿胶烊化后兑服，早晚分服。并嘱患者加强语言及肢体锻炼。

二诊：服用上方 7 剂，患者精神好转，肢体僵硬稍有好转，仍有肢体活动不利，行动迟缓，言语低沉较前稍清晰，焦虑、烦躁、眠差、口干均有所好转，纳食可，二便调，舌偏红，苔薄白，脉弦细。仍循滋补肝肾、养血柔筋之义，在前方基础上加服芍药木瓜汤，以加强养血柔筋作用。处方：

白芍 60g，木瓜 30g，葛根 30g，炙甘草 30g。

日一剂，水煎 2 次，早晚分服。

三诊：服用上两方 7 剂，患者精神可，肢体僵硬、行动迟缓较前好转，可自行从坐位站立，行走不需家人帮助，言语较前清晰，纳眠可，二便调，舌偏红，苔薄白，脉弦细。疗效肯定，继服。

[按语] 本例帕金森病患者主要表现为肌僵直、行动迟缓和姿势障碍，震颤不明显，表情呆板，以肢体拘挛，活动笨拙为主，上肢协调不能，步态细碎缓慢，言语低沉含糊，容易疲劳等，伴焦虑、烦躁，眠差、口干，纳食可，二便调，舌偏红，苔薄白，脉弦细。皆筋脉不舒，肌肉失柔之象，病机为肝肾不足，精血亏虚，筋脉失养。

方以连梅汤加减治疗。连梅汤方出自《温病条辨·下篇·暑温·伏暑》，治疗暑邪入于少阴、厥阴，阴虚邪热不去，消渴、麻痹，心热烦躁者。原方以乌梅合麦冬、生地、阿胶酸甘化阴，以乌梅合黄连酸苦泻热。本例用乌梅、白芍、山萸肉酸味补肝，阿胶、熟地阴柔有情之品滋养精血、培补肾元，助用黄连，益以炙甘草，佐以葛根柔筋解肌，川芎通脉，石菖蒲上走脑窍，全方共奏滋补肝肾、养血柔筋之效。二诊之方加大芍药、葛根的用量，加强养血柔筋之功效，辅以木瓜舒筋活络。总之，两方共奏滋补肝肾，养血柔筋活络，使血得养，筋得舒，肢体活动得利。